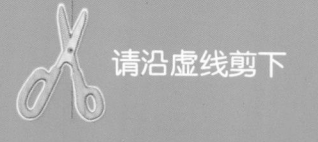

请沿虚线剪下

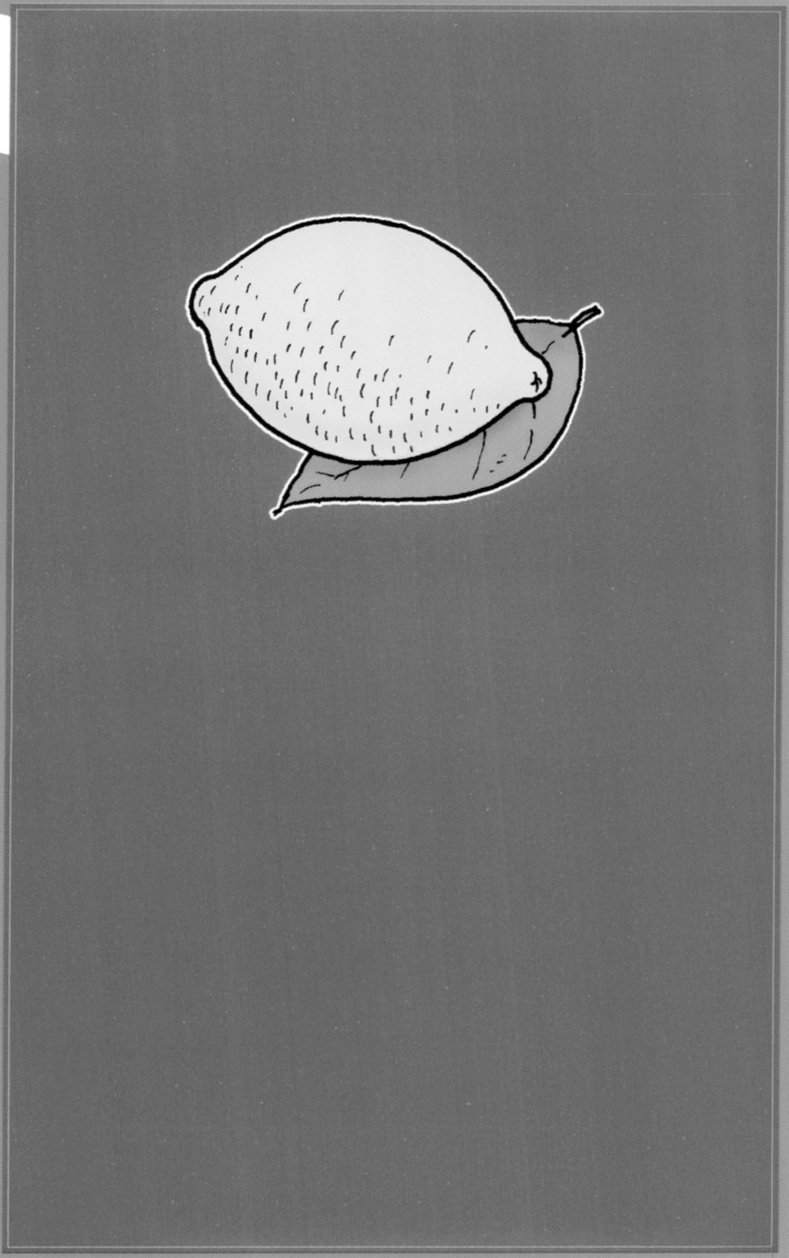

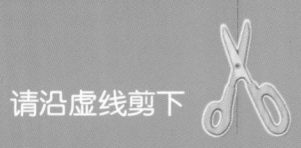

请沿虚线剪下

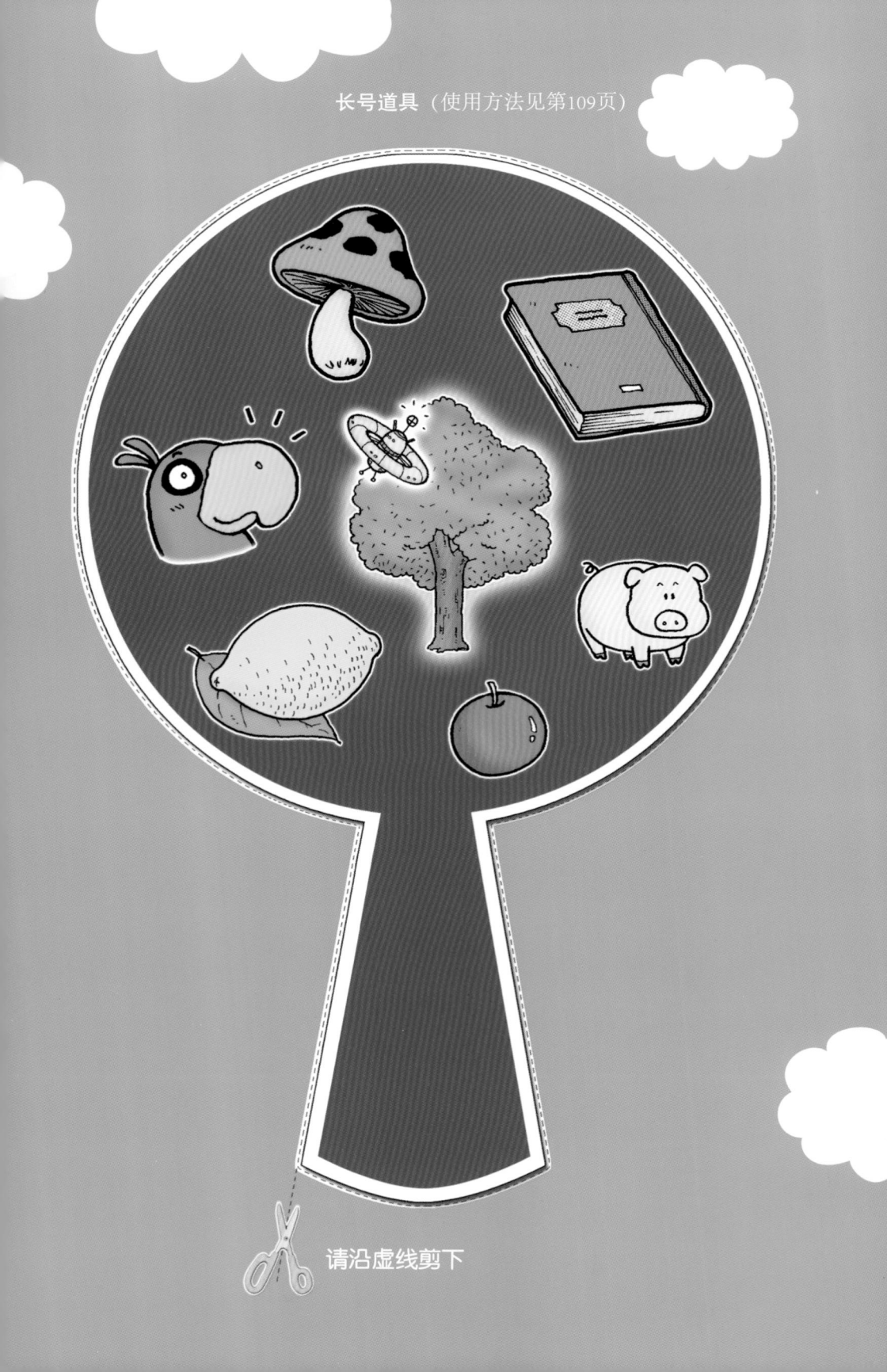

请沿虚线剪下

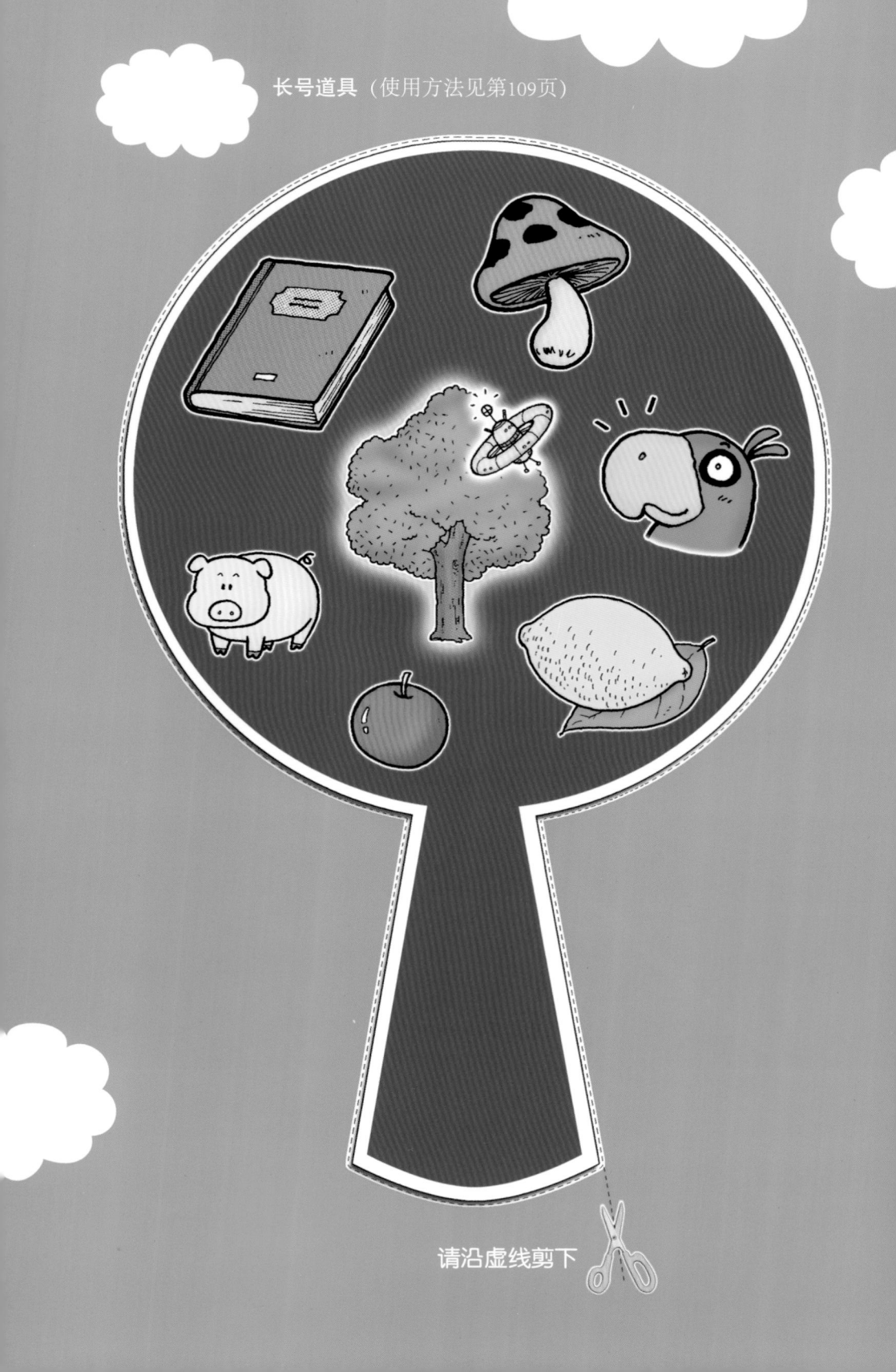

请沿虚线剪下

一个新方法一读就懂一用就灵

[美]爱德华·索夫/著

12周摘掉眼镜
恢复视力

20'/20'IN12WEEKS

眼镜和手术之外的第三种方法

——美国眼科医生威廉·贝茨博士发现了这一方法

- 戴眼镜者摘掉眼镜
- 不戴眼镜者保持双眼清晰明亮

中国青年出版社
CHINA YOUTH PRESS

中青文传媒

图书在版编目（CIP）数据

12周摘掉眼镜恢复视力：10周年纪念版 /（美）爱德华·索夫著；王忆非译.
—2版. —北京：中国青年出版社，2016.6
书名原文：20'/ 20' In 12 Weeks
ISBN 978-7-5153-4275-7

Ⅰ.①1… Ⅱ.①爱… ②王… Ⅲ.①视力保护–基本知识 Ⅳ.①R770.1

中国版本图书馆CIP数据核字（2016）第148297号

12周摘掉眼镜恢复视力：10周年纪念版

作　　者：〔美〕爱德华·索夫
译　　者：王忆非
责任编辑：周　红
美术编辑：夏　蕊
出　　版：中国青年出版社
发　　行：北京中青文文化传媒有限公司
电　　话：010-65516873/65518035
公司网址：www.cyb.com.cn
购书网址：zqwts.tmall.com
印　　刷：大厂回族自治县益利印刷有限公司
版　　次：2016年6月第2版
印　　次：2022年1月第24次印刷
开　　本：889×1194　1/16
字　　数：190千字
印　　张：10
京权图字：01-2004-0264
书　　号：ISBN 978-7-5153-4275-7
定　　价：49.90元

版权声明

当今,近距离用眼工作越来越多,近视眼的发病率大大增加,给人们的生活和工作带来极大不便。本书从心理学的角度分析了视力异常的原因,说明人的视力是可以通过自身锻炼来保护和改善的,书中提供的游戏和方法,将使你在不知不觉中提高视力。相信本书能够使戴眼镜的朋友们重塑自我,改变人生。

——黎晓新 于文贞(北京大学人民医院眼科教授)

该书提出了研究眼科视觉学的新方法、新思路。它省时有益,经练习后可使您心情愉快,眼睛明亮,视力疲劳症状减轻,假性近视者可恢复视力。

——许家骏(北京中医药大学东直门医院眼科主治医师)

这本书让我们以更宽泛和全面的方法来看待视觉,对我启发很大。我现在在阅读疲劳后闭上双眼,进行一些想象来活动眼球,缓解眼肌的僵硬疲劳;我还让家人摘掉老花镜,进行"远近摆动和长号游戏"来运动睫状肌,使其更灵活;我和家人总会抽出时间在阳光下散步,去感受美好的生活。

——刘亚玲(北京隆福医院眼科主治医师)

《12周摘掉眼镜恢复视力》是一本能抓住读者的心,并使人从中有所收获的好书。作为一名眼科医生,不用手术能摘掉眼镜,既是患者的心愿,也是我的心愿。正是带着这种好奇,再加上明快清新的文字,我一口气读完了全书。

本书着重从精神、心理方面阐述了各类屈光不正的形成原因,并用行为治疗的方法帮助人们,用日常的闲暇时间,通过运动、想象、太阳、光线、色彩等简单易行的方法,逐渐摘掉眼镜,恢复明亮的目光,重拾失去的自信。

——李冬(煤炭总医院眼科主治医师)

这种方法既不用手术,配戴眼镜,也不耽误太多的时间,每天抽出一丁点时间就可以了,不是很麻烦的,不信,你试试看?我建议那些渴望摘掉眼镜,恢复视力,且意志坚定的人不妨试试,你一定不会后悔的!

——王宜梓(河南省西峡县第三高中)

通过我的亲自体验,我已从中得到了好处,特别是肌肉放松,使我从疲劳中解脱出来,让我不再被学习压倒。既然我们有机会来重新看世界,我们就不应错过。通过学习,我得到了放松,特别是在睡前使肌肉放松,可以很好地入睡。我非常感谢你们!

——赵凯(北京市平谷区峪口镇梨各庄高中)

赞成。因为我觉得它有效。想像真的是件奇妙的事情,对我帮助很大。现在我感觉天天都想闭上眼睛玩游戏,有趣极了。

——曾瑶(江西南城县南城一中)

我十分赞同该书的观点，大自然的力量是伟大的，只要我们能按照视觉规律来进行治疗，一定会有成效的，我们也会重新回到清晰世界中去的。

——程朝发（新疆大学）

我赞成本书的观点，文中关于利用想像、运动和太阳来改善视力的内容尤其好。

——李斌（云南大理州民族中学）

比较赞成。新观点、新概念。虽然很难一下子统统接受，但作者言之有理。总之，阅读过程中心情很愉快。

——印贝妮（上海市嘉定区第二中学）

意志的力量是很强大的。我想对该书的作者、编者说谢谢你们对广大青少年的关注。视力的改善，使我的生活、工作更轻松，更具有趣味性。

——杨家俊（江苏宝应西安丰镇中心中学）

本书让我换了一种更愉快、更幽默的态度去对待生活。

——陈传杰（广西合浦）

后一部分阐述的儿童各个发育阶段视力保健的方法，可以帮助我们这些年轻的父母正确对待孩子的视力发育，使我们的后代能拥有良好的视力，这一点对我们是最大的帮助。

——张亚平（江西宜丰县）

我赞成，我认为这本书对近视的读者帮助很大，最有效的练习就是"日光浴"。这一节初练习后，就能感受到眼前突然一亮，最好看一下绿色植物。

——张国华（山西交城县）

我对本书魔法铅笔的观点非常赞成，因为活跃思维有助于提高视力。我想对本书作者说一声"谢谢"！

——陈默（安徽巢湖人民路小学）

赞成。因为它帮助我重新有了自信，而且由于这些训练，我的视力也提高了。希望编者可以多推荐一些这方面和开发大脑提高学习能力的书。

——张雪（辽宁沈阳财会学校）

虽然我们一直通过一些药品加物理疗法治疗青少年近视，但从心理、精神方面来说，还是很欠缺的。我在工作当中增加了一些书中的游戏方法，效果很不错。我自己也是一名近视患者，本书所阐述的一些近视眼人的共性，我也比较认同。

——张惠玲（保健医生，宁夏中卫市青少年视力工作人员）

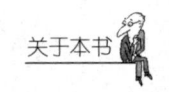

关于本书

　　不管你是近视眼、远视眼、散光、斜视或老花眼，这本书将告诉你这一切都是可以结束的，眼镜可以摘掉，你的视力也是可以恢复的。

　　在每个人的身体里都有一种潜在的自然能量，它可以帮助你恢复已经失去的视力。但是这种潜在的能量要靠你自己去发掘。本书将介绍给你一些已经被证明非常有效的方法，帮助你重新认识自己的能量和潜能，帮助你改善和恢复自己的视力。

　　自然视力的改善和恢复方法在过去的几十年中已经被证明是有效果的。本书介绍的方法是从几十年实践中总结而来，它不依赖任何医疗器械，不需要昂贵的费用，也不需要高深的理论，它只需要戴眼镜的你有坚定的信心和恒心。在几个月之后，你的视力一定能够得到改善甚至恢复。

　　自然视力改善方法不需要占用你过多的时间，你可以在上班上学的路上，在办公室喝咖啡的时间和晚饭前后的时间进行练习。释放压力，舒展镜片后紧锁的眉头，恢复左右脑的平衡，通过运动、想像力、太阳、色彩、光线、开启大脑等"游戏"方法，来达到恢复视力的目的。

　　只要你是戴眼镜的人，你就会需要这本书，你的人生会因为视力的改善而改变。摘掉眼镜的你可以再次自由驰骋球场，可以不用忧心滑雪时在眼镜外面套上风镜，可以再次无遮拦地展示你美丽的眼睛，可以不再被同学嘲笑，可以有机会从事对视力要求严格的行业，可以不用每天早上到处找眼镜，更不必担心是否还需要备用眼镜。

　　本书给了戴眼镜人一个重塑自我的机会，改善视力，改变形象，改变人生。

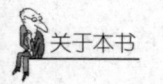

那么对没有戴眼镜的孩子们,家长应该学习本书中的游戏,经常和孩子一起玩游戏,以防止孩子眼睛出现后天的近视、远视和散光。家长甚至在孩子出生前就应该掌握关于孩子视力的有关知识,在孩子出生的那一刻就开始培养孩子良好的视力习惯。

本书是针对每一个人的书,因为我们每个人都盼望有良好的视力。如果没有了视力和光明,我们的人生将不再完美,看不到鲜花和亲人的日子,将是黑暗和痛苦的日子。让我们远离黑暗和痛苦,创造美好的人生,从改善和关爱我们的视力开始。

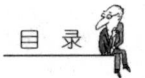

目 录
Contents

目 录
Contents

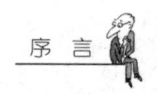

序 言

视力对我们每个人都很重要。当视力失去平衡、变得模糊和不健康时，我们即希望能通过一些办法来改变现状。本书就为你提供了一条路径——一次你能学习并且恢复你的全部视力功能的旅程。很多人希望摘掉眼镜，能够有一个好的视力，而这种可能性是存在的。在过去的几十年中，成千上万的人在眼科医生和不断发展的验光技术的帮助下，最终摘掉了眼镜。对许多眼科医生来说，正确地验光配镜成为对付模糊视力的唯一方法。眼镜用来补偿或矫正近视眼、远视眼、散光、老花眼和斜视。老花眼是因为眼球的晶状体随着年龄的增长逐渐变得大而僵硬的结果。它并不是像我们一直所认为的那样，是老年人不可避免的一种眼疾。虽然随着年龄的增长，晶状体的韧性会降低，但是屈从于老花镜这个拐杖，只会导致视力健康状况的弱化。其实，只要我们掌握一定的相关知识和练习，老花眼是完全可以预防的。而斜视是眼睛肌肉长期紧张造成的，它也可以通过自然方法来缓解。有时候，在戴眼镜若干年后由于不常用处于弱视状态下的眼睛，大脑的一些部位就需要重新被唤醒，这种大脑的重新复苏将促进视力的新生。

很多受益来源于你自身视觉过程的培养。释放压力至关重要，它能使你在学习和工作领域有更好的视力功能，甚至对由于视力失衡而造成的疼痛和不适也有所缓解。同时本书中提供的各种练习也适合带到你的家庭生活和工作环境中去。我们的眼睛都要受周围环境的影响（比如光线、录像机和计算机的使用等等），而且视力常常会为此付出代价。所以，这本书是针对每一个人的，书中的观点适用于任何地方，无论你戴眼镜与否。

本书是按顺序和节奏设计的，目的是为你建立一种全新的习惯，从而取代以往的陋习。当然你也可以深入研究本书中任何一处你喜欢的章节。也许有一天,你希望改变你的视觉能力;也许有一天,你希望完善你的视觉敏锐度。那么,书中对于那些很安心于跟随一定模式的人群,提供了一套训练计划以供学习。而与此同时,我们鼓励在理解各种练习原理的情况下,你能够达到自己创立计划的水平,将自建的计划融入自己的生活方式、理想和娱乐之中。

你能创造的生理结果是:

1. 更好的视觉敏锐度,直至摘掉眼镜。

2. 眼睛能够与各种距离进行联络。

3. 提高视力感知的速度。

4. 提高眼睛对颜色的感觉和感知。

5. 预防视力模糊。

6. 提高视觉深层感觉。

7. 激励正常的身体自愈。

进而你能创造的其他层次的结果:

1. 通过活动左脑(视觉)部分来提高学习能力。

2. 由于右脑通过视觉得到帮助,所以可以提高智力(联想和分析能力)。

3. 更活跃的记忆,基于视觉形象能力的提高。

4. 因为通过眼睛建立起与人谈话的自信,交流更为广泛了。

5. 创造力和自信的增长,因为你开始培养自身的健康和想像力。

如果你希望在各方面拓展你的视野,无论是从肉体到精神,还是从外部视觉到内心,视力的改变都将成为你一次精神的探险。

第 1 周：视力改善之前
——认识你的眼睛

　　我们的视力影响着我们自身的各个方面，从我们的肉眼贯穿到我们的感情、思维、梦想、创造力和精神等等，它渗透于我们生活的各种经历之中。它是我们自身所独有的，没有理由不加以珍惜和保护。

　　所幸的是，对于那些希望改善自己的视力，重获"原来如此"和"我现在看清楚了"的感觉的人来说，我们的答案是肯定的。我们完全能够通过我们的自身行动恢复、保持、改进、发展进而拓展我们的视力。

　　首先，需要明确的是，人们自然视力的改善更多地产生于与人类生活和人类视觉相关的经历当中，这比说

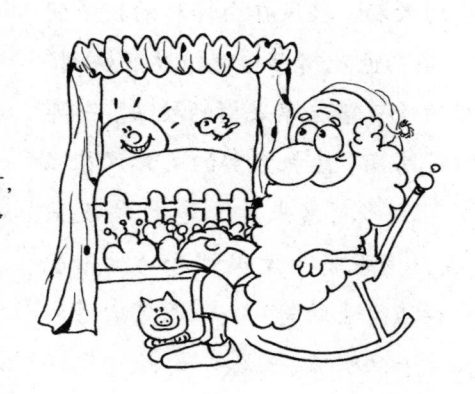

视力归我所有，
我要尽心呵护

服人们接受眼睛锻炼计划更重要。因为它将视觉扩大到最大范围,同时认识到改善视力的原动力可能来源于整个视觉经历的一个方面。进而你会发现视力的改善主要源于眼睛活动能力的提高。眼睛的活动力提高使基本的生命能量通过你头脑和身体迸发,使你富有表情的眼睛闪烁光芒,从而使视力的清晰度复苏。

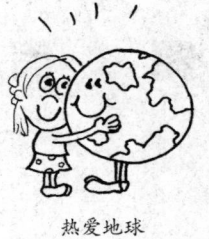

热爱地球

因此,视力是独特的个人现象,拥有更好视力的挑战是你自己独有的。你是接受挑战并改变现状的人,同时你也是受益者。自然改善视力是一种内部的改变,而不是治疗、纠正,或外界力量的转变。

你对自己、世界和其他人的爱,是你改善视力的动力源泉。所以,你视力上任何程度的改善,都可以增强自己的信心。有了这些,就让我们开始进一步在视觉的经历中探讨自然视力的概念吧!

自然视力就是美丽、能量和活力

在奥地利的一个旧谷仓上层,开着一扇小窗。窗外是一片广袤的泛着绿色的牧场。轻风在白桦林的枝丫间曼舞。春天来了。偶尔一串白色花瓣温柔地掠过窗棂。忙于授粉的蜜蜂带着嗡嗡的响声落在苹果树的枝头。一阵阵紫丁香的浓郁芳香飘过房间。生机盎然的美景落在温暖阳光下的山坡上。我从众多角度来看这美景,去发觉颜色的每一种交替生成,用眼睛去发现神奇的生命能量。这意味着我也是同样活生生的吗? 我深深思索着幻想家和视觉的关系。我是一只蜜蜂、一朵苹果花、一根任

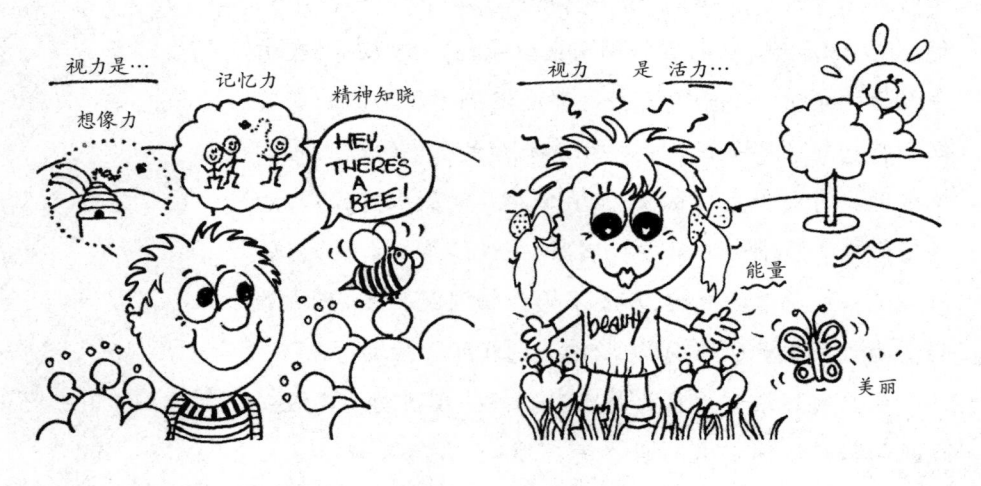

我摘取任我在脑海中造型的枝条吗？我的眼睛如同我看到的东西一样充满生机和活力吗？当我将注意力从摇曳的丁香和闪着微光的毛茛移到下方的绿色海洋时，我意识到它们是放松的、随意的和幸福的。能够拥有视觉系统，能够如此完全地回应我身边这变化无穷的万花筒般的生活是怎样一种喜悦啊！

自然视力就是精神、注意力、想像力和记忆

天空变得黑沉沉。树木停止了摇曳，雷声劈开广阔的天空轰然而至。我倾听着。我的大脑期望着一个暗示。啊！那声音像铝板在木质屋顶上翻滚。黑色和金色的喷气吹进敞开的窗口，无精打采地钻进木板墙的缝隙中。不满于它对赏心悦目景色的破坏，我开始注意雨。雨滴直落而下，敲击在冷杉叶上发出回声。小的时候，我很容易在暴风雨的侵袭中写出故事。当一天的能量在潮湿灰

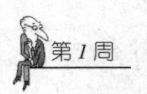

色的天空中挤成一团,影像出现在我脑海中,我记录下它们。我现在认识到,打腹稿的角色就是——想像力。我童年经历的事情一直跟随着我。那些记忆中的影像和现实混合在一起。那些留在我神经系统和大脑中的过去的影像帮助我看到现实的东西。当我回忆儿时的敏感经历,雨滴变得更加清晰——从学校回家,穿过缕缕灰白的光,嘴唇上是明快清凉的味道,鼻子里是植物湿湿的气息。清澈的雨滴打在我黄色的雨衣上,滑落到我脖子后面。

　　窗户突然给刮得自己关上了。窗栓在摇动。我内心跳跃而兴奋。通过我对世界的观察,世界越来越多地在邀请我回应,邀请我参与。过去和未来聚集在一起,为观看现实提供能量和清晰的源泉。雷声又起,在长长的喘息后,释放着轰鸣。天空下的地毯长出新绿。雨水使涂了漆般的毛茛轻轻颤抖。短暂的暴风雨,阳光很快撩起了水晶珠帘。我想像着,在某个地方有一道彩虹,弯弯地挂在起伏的山峦上。我深深呼吸,为这美丽的地方和大自然给予我们的礼物而感到欣慰。我自信我能够介入这种绝妙的内在和外在快乐之中,可以通过选择来影响我视力的质量。我能够与其他人分享这种视觉方式,也能够为其他人提供支持。我走出谷仓。彩虹给我一个多彩而灿烂的微笑。

生理眼睛

　　是的,视力模糊在生理上是显而易见的。但是当我们说生理上时,我们只是在观察人类视觉系统的一端。

这只是冰山一角。否认与视力相随相伴的其他方面会限制我们改变生理机能的能力。通常我们被告之,眼睛是由肌肉、神经和光成分组成的"照相机",它接受光,并将感受到的刺激转换成神经冲动,神经冲动再传输到视觉细胞或皮层上,视觉便随即产生。而整个生命的角色,大脑其他部分以及个人对生活的适应等等,全都被忽略了。

对儿童视力发展进行过出色研究的阿诺德·吉赛尔说,"视觉不是一种孤立的机能,它是和整体的儿童活动系统紧紧地连在一起的——儿童的姿态、动手和配合能力、智力和性格都与此相关。他是用他的整体来观看的。"吉赛尔意识到过于简单类推的潜在危险:"照相机的比喻……有掩盖重大发展变革的倾向。"

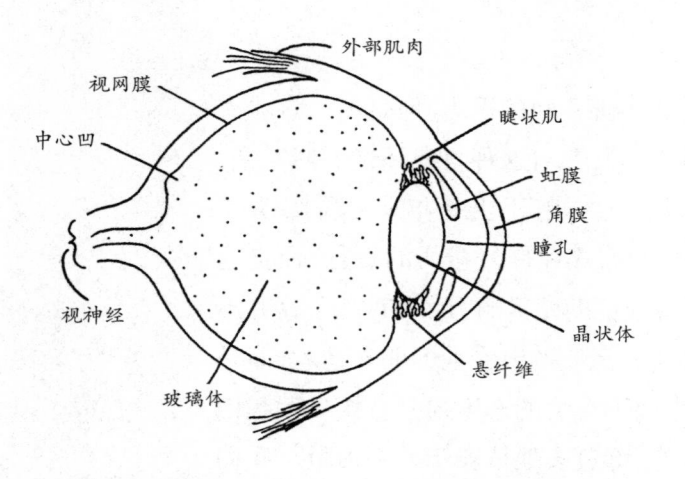

我们被告之的答案是一个纯生理的问题。所以,当我们在验光师办公室进行视力测试的时刻,一副表明我们视力状况的矫正镜片就被架在了我们的鼻子上。在很多国家,视力折射有问题的人口比例在增加,视力问题主要

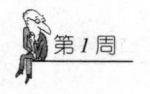

是：近视、散光和斜视。有度数的眼镜并没有阻止这种趋势，而也没有人过问我们很多人视力低下的原因所在。

验光师通常在学校教导孩子们使用训练眼镜，来防止早期近视眼。他们提倡学龄前儿童配戴眼镜，并视之为预防弱视的可行方法。然而，在观念上，只有很少的进步人士会相信并承认近视眼都是可以改变的。但是，那些被定论为"无能为力"或"医学上没有希望"的状况通过自然方法已经获得了成功。这些自然的方法被无数人使用。其中，他们有使用贝茨方法的，有练习瑜伽的，有进行足疗的，还有使用营养方法的等等。人体潜能是巨大的，充分发挥自己的潜能，就会将一切不可能变为可能。

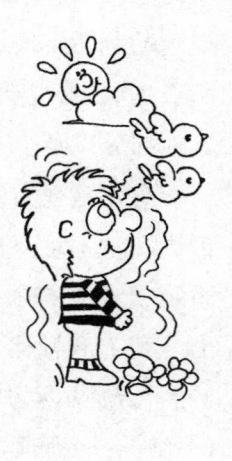

我有机会吗

你也许说，"虽然改善了她的视力，但是那不意味着这一方法对我也有用。"我对这种自我怀疑的回答是："不，它对你或任何人都起作用"。几百年来，我们放弃了对自己身体健康、生活方式和良好素质的责任，而把这一切交到专家的手里或借助外界的力量来改观。这并不是说我们不该向那些有经验的或专业的朋友请教，而是想简单地指出，含糊而不自觉的态度通常直接导致我们生活中很多重大改变，都过多地依赖于外部力量。我们将被治疗、医治、拍打、摇晃、分析、麻醉，被一个比我们更了解我们自己的外人研究来研究去，并任其摆布。

这确实是一个巨大的挑战，而决不是撒满玫瑰的旅途，我们应该勇敢地去面对它。这对我们自身是极其重要的。通过尝试本书中 12 周的练习方法,如果你的视力改善了,眼睛疲劳减少了,或者你在生活中感觉到更舒服了,就用你自己的手拍拍自己的后背,给自己一个嘉奖吧!

记住以下我们正在运用的方法:

丰富的知识

自我责任

身体内部关系,头脑和精神

游戏和有益的幽默

想像力

鼓励的积极态度

以这样一种方式:

灵活的

有效的

可持续的

充满乐趣的

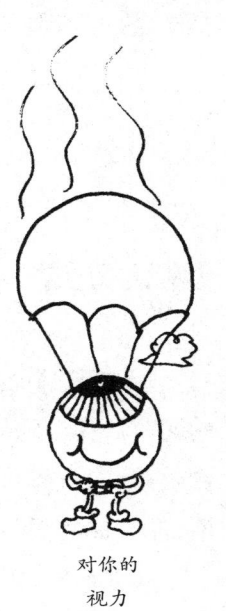

对你的

视力

采取

大胆果断的

措施

第 2 周：贝茨方法基础
——视力与性格

近视眼难题

13 岁时，我在一本全国性杂志上读过一篇关于视力的文章。我学到的是，如果你是远视，你的眼睛还可以得到改善，而且你将不必总戴眼镜。但是，如果你是近视的话，那么你的眼睛将永远无法改变。

我呆坐在沙发上，感觉像是被宣判了死刑。厚厚的近视镜后的我该怎么办？这意味着我不能在蹦床上玩，不能爬山，不能跑过田野，因为我担心打碎或丢失这难看的眼镜。

我一直没能找到满意的答案，直到我 24 岁那年，当我躺在另一个沙发上时，终于找回了自己的生命活力。一直指导我重新认识生命能量的德国心理学专家菲力浦·科卡鲁托摇着我那一直仔细带在身边的厚眼镜对我说，"总有一天，你会想要摆脱那东西的。"我当然赞同他的说法，然而在摘掉眼镜的问题上并不抱什么希望。但是，在以后的两年中，我接触到了一些关于近视眼的零散的信息。首先，那本杂志上文章背后的思维方式显露了出来。我从而了解了为什么那么多的学生在今天仍然对我说,"可是我怎么能改变近视眼呢? 我的医生说这不可能,因为我的眼球过长。""是的,"我答道,"你的眼球也许过长,这是事实,但是这并不是事情的终结。"

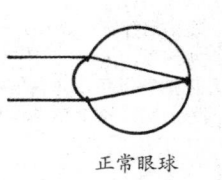

正常眼球

在过去的 130 年里,一连串的要素被视力研究人员判定为造成近视的原因。这些要素包括眼球拉长,或在眼球长度正常的情况下有近视折射等等。然而到目前为止,就近视眼的形成和近视眼的减缓这一问题仍然没有一致的意见。尽管有了隐型眼镜,也有了高难度的手术,比如放射性角膜切开术等,但是并没有研究近视眼得不到改善的真正原因。

延长的
近视眼球

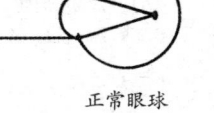

为了从用户的角度来理解,我们可以从下面的表格中,了解我们可能会在专业领域遭遇到的一些不和谐。

正常眼球
有近视反射

表格一

参与者	对近视眼的一般观点	对近视眼的一般反应	通常的做法
治疗医生,眼科专家: 执照范围: 检查眼睛和视力功能,进行验光配镜 开具药方或实施手术,诊断和治疗病理现象	一种混合的生理和心理状态,无法医治,原因是遗传或未知	保持原状变得更糟,或无法改善	进行验光配镜和实施放射性角膜切开手术
验光师: 执照范围: 检查眼睛和视力功能 进行验光配镜 诊断和治疗病理现象	同上	同上	进行验光配镜
视力治疗师,行为验光师: 验光师经过培训: 指导眼部练习 治疗异常的视力功能	原因是环境压力,近距离点的过度使用,适应现代日常生活方式	"也许近视眼可以被终止"	同上,有时给学校的近视眼学生加镜片,以缓解他们注意近处物体的压力,预防近视眼的开始,终止近视眼的进程,或加以改善

视力治疗师：实施验光师以上所有的工作，并且辅助以贝茨方法、瑜伽、自发训练、营养、按摩疗法等	同上，并且意识到心理作用与近视眼有关	近视眼是能够改善的	验光并经常减低镜片度数。除此之外，全心关注你的生活和环境因素。将视力看做是自我矫正系统。对源于贝茨方法的有益活动敞开心扉
心理医生：如果是开业有执照的医生，他们会运用各种方法改变或超越情感因素	没有一般观	没有有组织的回答	有很多单独的研究项目探讨近视眼形成的原因
非专业行医者：没有执照的全面方法老师。 没有被业已建立的兴趣所认同。贝茨方法老师，自然视力指导员，以及那些学习了放松、幻想、减缓压力，也不借助医药和验光方法的个人	所有关于折射错误，包括近视眼的情形都是可能变好的	在私人场所、健康中心、学校和商务机构进行个体和小组授课	运用口头交流，音乐，想像力，关心，折中的形式，告知人们如何改善自己的视力

近视眼的心理根源

我发现有关近视眼的心理起源的讨论可以为我们提供最宽泛的要点，因为它包含了我们所提到的所有因素。人们的情感和性格总是反映在饮食、体态、工作习惯、家庭特征，甚至遗传爱好上。那么，对于近视的人而言，除了拉长的眼球，有哪些相同之处呢？究竟"近视眼人"的个性是什么呢？根据统计，机敏的心理学研究已经表明了近视眼人具有以下典型的特征：

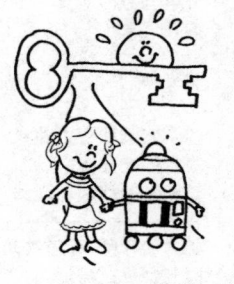

感谢
让我
获得自由

1. **参与近距离的活动。**

（你热爱读书，呆在家里，坐着，离书很近吗？）

2. **脸皮薄。**

（当有人对你叫喊时，你觉得被伤害了吗？）

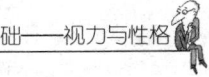

3. **在学术上精通,有着文件索引般的记忆。**

(你是否考试时得 A,一个月后就全忘了?如果你
不能肯定在考试中会被问什么,你是否会在脑子
里列一个目录,才觉得可靠呢?)

4. **总是处在一个克制自己渴望的状态。**

(你问自己,"我是在正确的时间处于正确的位置
吗?要是我错了怎么办?")

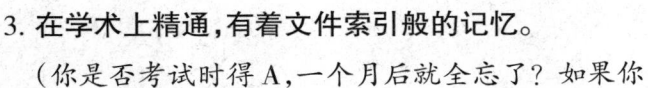

而从行为视力进行测定,我们认识到近视的人的其
他一些有趣的观点。我们发现近视的人有:

1. **降低的外围意识。**

(你是否曾经感觉自己身处围墙之中?你是否感
觉已经失去了与广泛意义的生活的基本联系?)

2. **视力中心固定时间延长。**

(你的眼睛和大脑往往是固定在一些事情上,而
且重复着同样的主题。你对此感到疲倦吗?)

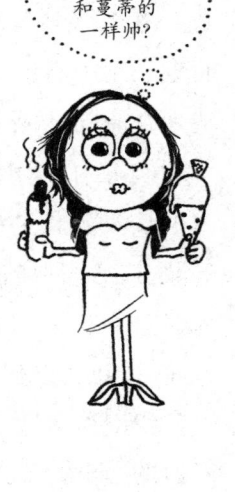

另外,从德国治疗专家的研究中,我们观察近视
的人:

1. **转动长期僵硬的肩膀和脖颈,固定在一个缩头缩
脚的位置上。**

(你是否将担子压在肩上?你准备被拒绝了吗?)

2. **眼睛接触有限。**

(当事情变化时,你是否会随之转移视线?)

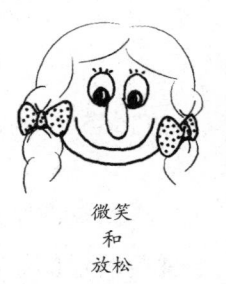

微笑
和
放松

1983 年,沃尔夫冈·吉尔森在一个国际研讨会上提
交了一篇论文,论文是关于眼科专家沃尔夫冈·舒尔茨·
泽顿对 48 名近视患者进行的形象训练。结果表明,在态
度上的改变,放松的注意力更有助于视觉训练练习。

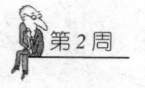

视觉和能量流

认为近视是由于能量在体内被"阻挡"或被抑制的治疗师们，观察到眼睛的表达与人类情感之间存在联系。由于折射误差所致的凝视被看作是视野的缩小，从而也限制了自己在性别、视觉和心灵感受等需要通过眼睛来交流的范围。在生物能量治疗师亚历山大·罗文的一次演讲中，他指出理解眼睛中所表达的感情，"如同身体中从头到脚的能量涌动……它从能量中心地区向上下散去。这种能量通过眼睛向上向内散发，通过生殖器和腿向下发散。"能量也意味着刺激，一个能量的"补充"是通过眼睛"发热"和"发光"的结果来呈现的。在这一点上，我记得多数女性近视患者是在 13 岁时发展成模糊视力的，那时荷尔蒙开始产生，女性的自我形象和被扭曲的性影像以及女人的社会角色纠缠在了一起。

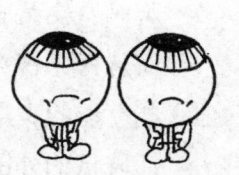

一个固定的凝视限制了性别范围、视觉范围和心灵感受范围…

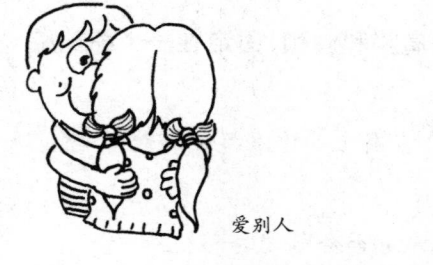

爱别人

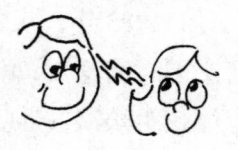

眼睛是通过互换"能量"来交流的

罗文说，"那些患近视眼的人，也在进行眼睛接触和通过他（她）的眼睛进行情感交流时有困难，我相信，情感的困扰是主要的……视觉的困扰发展在后，并成为紧张的结果。"

生物能量通过长足的深呼吸来提高人的能量水平，从而将情感带回眼睛中。长足的呼吸可以促进生命能量的流动，而且随之而来的是肌肉的放松、描述、声音，最终是对被抑制感情的情感解答。

希望这种治疗理念对你有用，但需要明确的是，它不是决定性的条件。我曾经看到许多近视眼学生在没有任何治疗师或类似的帮助下同样改进了视力。宇宙中充满了生命能量，而你将以自己的方式与之相连。

近视人个性处方

文化、教育过程、家庭影响和我们特有的意向聚合在一起造就了今天的我们。如果想知道怎样才有可能改变我们自己的一些方面，怎样才能更有意识地拾取我们生活的感情，将整个生活转向好的一面，我们就需要充分检查和认识我们塑造的性格。以下就是对彻头彻尾的近视性格的处方：

生理上： 在眼睛内部进光的焦点上有一个或两个眼球落点。逐渐形成了紧张的下巴、脖颈和肩膀，向内抑制呼吸，胃部紧张。摄取很多蛋白质和糖。

情感上： 感觉孤独。感觉无法胜任，但实际可以胜任。对世界证明你是有价值的，但是对其他人来说也许正好恰恰相反。埋葬这一切。

精神上： 想超越你想像的东西。梦想超越你创造的东西。在头脑中再三超越界限和原始想法。

不自然的幽默。不适当地将自己与他人比较。避免为复仇而犯错误。

在美国，纽约的近视人敢作敢为地去掩盖恐惧，而西岸的近视人则利用空间和距离来掩盖焦虑等。除此之外，还有可爱的乡村近视人、专业近视人（其实就是教授）、艺术家近视人（摘掉掩盖不安情绪的面具）、家庭主义近视人（害羞的，退休的，喜欢这种方式）、独立的近视人（他们更加鼓足勇气，确认他们不是上面任何一种人）。

我们的个性表情是我们内部良好的生命能量的瞬间表现。个性是在进行心理分析时被贴上的标签。但在现实中，你是不能被贴标签的。你甚至就不是一个"近视人"。

把近视当作一个机会。随着情感高低起伏，尽情地释放被禁锢在旧习惯里的情感能量和爱心吧？用表格二当做你精神思维方式改变的出发点。

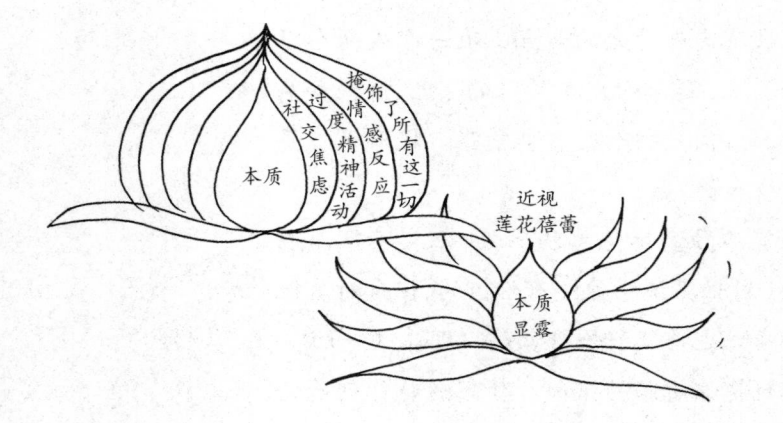

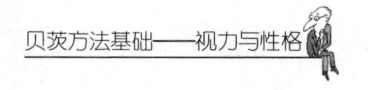

表格二：重写脚本

	消极的	积极的
其他人	每个人都会认为我疯了。	我做了，此外每个人都参加了。
生理危险	是啊，我没有撞到任何人。	我对驾驶充满信心。
"失去机会"	我为当时不在场感觉很糟糕。	我经历的杯子总是满满的，而且溢出。
完美主义者	如果我错了，有些可怕的事将会发生（我会被不喜欢或拒绝）。	什么是错误？我在实践中学习。
偏执狂	人们将会忽视、不喜欢我，或谈我色变，或见我如同瘟疫。	我有容光焕发的美丽，别人爱我。
抑制	我没有说任何话，因为我不想伤害感情。	我能够完整而可爱地向其他人表达我自己。
延时反应	我非常生气和沮丧，因为我直到一个星期后才想出来说什么。	我的头脑在做出相关回应和连接。
双重分裂	我知道应该吃什么，但是我还在吃垃圾食品。	我生命的所有部分都一起参与到成长、改进和生存之中。

个人特征和近视眼究竟谁先谁后并没有太大关系。关键是要亲切而充满爱心地看待自己，并且将其变为你有意识的行为。无论什么原因，在任何事情当中，你对自我的认识都在成长。对于一些特殊的记忆或事件，你将能够重新体验和修正，而不是再次感受压力。

行动。通过旋转活动你的眼睛来活动你的头脑，让它自由地思维。抛弃陈旧的思维方式，而代之以全新的概念：

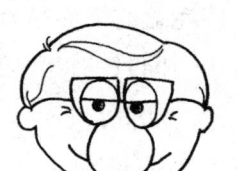

"此刻，我置身于一个全新的世界。"

"我正处在更新和再生过程之中。"

"人们都喜欢我。"

"我是个被世界喜爱的孩子。"

"每一件我认为错误的事情，实际上是学习成为我自己的整个过程中所必需的一部分。"

"无论我在哪里，我都是完美的、合适的、被重视的。"

"我正在扩展我的能量圈，以能够优雅地在宇宙运行。"

"我为我的创造力做好了准备，并将它与我的智慧融合。"

通过运动来释放你的情感：呼吸、跑步、做瑜伽、跳舞、大笑、打哈欠等等。所有这些都会激起高昂的情绪；用幽默的故事表现出你自然有趣的娱乐方式；通过讲故事和奇闻轶事来释放自己心中隐藏的恐惧。让欢笑和缓解痛苦融合在一起。无须当专家，就当初学者。以我们自身内部的童心世界来图画和做一些手工艺。无论你处在什么年龄段，都应该接受内心正在萌发的渴望，因为你活跃的左脑是非常高兴学一些新东西的。拓展你的活动技能，你会为自己自豪，并对自己感到深深的满意。

近视的人对周围环境和其他人的观点、语气、表达方式和意见一定是非常地敏感。否则，为什么他们总是需要那么多的保护呢？他们的精神感受力往往被自我压制、过频的言谈和对无条件爱的麻木所掩盖。而所有这些掩盖的下面是软弱。

同时，有可能以一种不妨碍你视力的方式来保护自己。如同最近一个朋友对我说的，当我对正在看到的一些恐怖精神影像感到不安时，"爱总是你最好的保护神。"这个说法总是会让我平静，我于是能够察看、汲取以及转换这些影像，而不是否定和无视它们的存在。

近视的人也许会因为他们特有的敏感而从过去的

生活经历中带来感情的创伤。那么,完全没有副作用地清洗过去的创伤,并且让自己充满爱心的方法是:

肥皂泡

在那些色彩斑斓的很小的肥皂泡中显现自己。承载内部和外部视觉的形象在你的泡沫中自由滑过。现在,想像一桩过去的事情,一桩令你感觉筋疲力尽而又受尽伤害的事情。唤回你的泡沫,唤回所有的能量,以至于你能够通过突破口离开,让这些肥皂泡最终以缤纷的色彩回到你身边。曾经有过的痛楚,无情的小学老师,污点,不被理解等等,它们都飘落而去。当你围绕你生活的整体关系重建了一个更高水平的中心时,你的创伤也就溶化和消失了。于是, 你不再需要封闭经历的任何部分——过去、现在或未来——因为你现在已经在平静的清晰中认识物质现实的繁荣了。

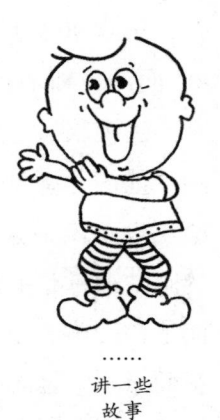

......
讲一些
故事

关于远视眼人的假设

通过对那些从童年就戴厚厚的放大眼镜的朋友和客户的了解,他们对能量表达的基本压抑和近视眼人是一样的。对远视眼来说,光线进到眼睛里的聚焦点落在视网膜的后面,而不是像近视眼落在视网膜的前面。它通常和早年的斜视、脾气暴躁和突然的狂躁有很大关系,它和近视眼的安静形成了显著对比(近视眼的人通常努力成为好孩子)。远视眼人在学校通常是学习困难

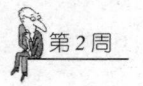

的一群,他们混淆字母和数字;而近视眼的人总是好学生,并获得所有的赞美。那么远视眼的人究竟怎么了呢?

我对远视眼的观察是,他们如同近视眼一样过度约束自己,但是他们会用权力来对付权力,而不是惧怕。远视眼人喜欢成为官员,喜欢确认事情被其他人正确地实施并执行。当然,这些现象也可以是近视眼的特征,但是,远视眼人的动机并非是要更多地证实自己比别人好,而是一种来自他们内心对放心的渴望。

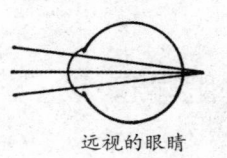

远视的眼睛

远视眼人的状态大多是刚强的、强硬的和几乎好战的。他们是视觉世界里的哨兵,他们能够侦察到跨过平原从远距离前来进犯的敌人,而采取积极的行动;他们的眼睛通常很有穿透力;他们的脖颈总是挺直坚定的,而他们的胸膛也通常是冷酷而消瘦的;他们对待事情公正而激烈。通常远视眼的人是通过进入右脑的图像来观看的,他们中大多数人都在以下的商业领域做得很好——公共关系,股票经营等。但是当他们将视线转到工作中必要的书面工作时,他们最终会戴上远近两用眼镜、三焦点眼镜或是其他的眼镜,满手抓着眼镜而面带愤怒。对他们而言,私人关系没有问题,但是如果让其他人介入他们更靠近心灵和眼睛的事务的时候,远视眼人就会回避了,而且他们火爆的情绪很有可能会被引发。

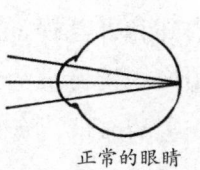

正常的眼睛

在放大了的世界里

在刚开始的时候,当你摘掉眼镜,近距离的东西很难协调处理,而且很不适应。为远视眼人配制的矫正镜

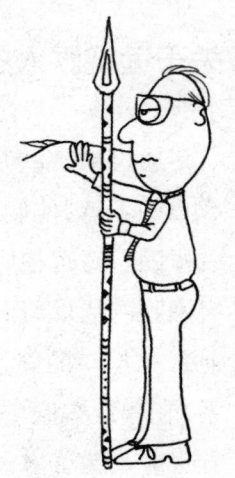

片使得那种不舒适停留在眼睛内部，并且将你束缚在一个人工放大的环境里。眼镜将世界放大，好比把人们送到了更远的地方。当人们看你时，你的脸和眼睛对他们来说是放大的。这将需要你付出更多的努力将你的注意力转移到生活中更小和更近的事情上。在远距离上，没有眼镜，你也许会用左右两边的大脑。但是，当你看印刷的纸张时，你那关注细节和具体情节的左脑就停止工作了。在阅读时就会有大片的模糊出现，痛苦、不适和忧虑也随之而来。于是，那些完全有能力用左脑完成特殊任务的远视眼人，当他们不戴眼镜的时候，就会感到恐慌。"没有眼镜我无法思维，"55 岁的薇拉莉说，她从童年起就戴远视眼镜。那些无法释怀和无法释放愤怒和挫折的远视眼人，最终将陷入恐惧、怀疑和自我怀疑之中。

制造平和

考虑用以下的思维来放松有意识的和无意识的精神习性。

"我是平易近人的。"

"我是能够接受生活中的小事的。"

"我的能量明朗而平和地移向世界。"

"我向他人平和而文雅地表达自己。"

"愤怒是一种我可以穿越的东西，它也可以穿越我而离去。"

"我的眼睛温柔地接收来自近距离和内部世界的文字和细节。"

"我能够具有创造力和理性。"

想像白色的光芒围绕着地球。这些光束来自于你和你选择的任何东西。想像光芒围绕着特殊的人和距你最近的事物在流动。你放松了自己的警惕性，从而有利于来自你想像力的白色光芒的流动，此时一种自我满足和自我平衡的力量会渗透到你的朋友、亲人和邻居中。

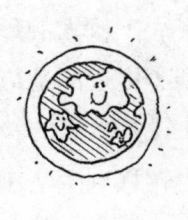

也许是在花园中漫步；也许一只白色的蝴蝶落在你的衣袖上，你会很清楚地看到它。通过小的角度看世界，制造精神上的平和。与其参与一个项目或一项活动，不如和一朵小花、一片白云或一个小人物在一起玩球——网球、乒乓球、壁球都可以。在你汲取了能够帮助你摘掉眼镜的原则之后，放松下来，尽情享受各种小的行为方式带给你的愉快吧！

想像一圈
白色光芒
围绕着
一些物体
和你所关心的人

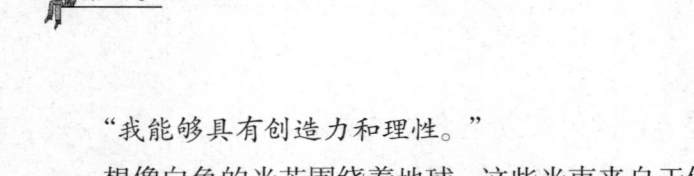

散光有性格吗

从生理上说，散光是一种角膜的偏差（通常很少通过镜片矫正），这种偏差造成的感觉类似透过旧玻璃看东西时的感觉。在一天中，它的低度数飘忽不定，来了又走。很多情况和简单的眼睛疲劳有关。有些人告诉我，他们在大学期间戴散光镜，但是毕业以后，就不再需要了。一旦情感和精神的紧张度减轻，模糊的散光状况就消失了。

散光的失真可以是单纯存在的，也可以是和近视眼、远视眼甚至老花眼并存的。

和我一起思考：我们所经历的散光到底是什么状态呢？眼睛刺痛而灼热、眼睛很快疲劳、直线衍生出更多直

在花园中散步

线、月亮变成很多边。

如果散光的眼睛可以说话，它们可能会说，"天哪，视觉世界在追逐我！"或者说，"我看到的一切是痛苦和疲惫不堪的。"有些时候，你也许会怀疑这种感觉的起因。同时，思考哪一只眼睛是散光。在虹膜学的理论体系中，右眼代表左脑，左眼代表右脑。我推测我右眼的散光压力与我童年时拒绝接受平庸的外部世界有关。我总是撤退到我的童话世界和书山中，逃避与真实世界进行"痛苦和迷茫的"交流。

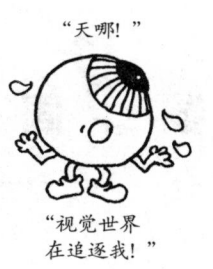

"天哪！"

"视觉世界
在追逐我！"

很多人，包括《一个医学异端者的供认》的作者罗伯特·门德尔松，提出关于散光形成的原因：婴儿和儿童的高度散光可能是分娩外伤的反映，包括产钳助产、医院刺眼的光，和很多美国人自己会使用的防腐蚀的溶液进到了新生儿的眼睛里。

释放痛苦

从我本人过去散光的经历以及和学生交谈的情况来推断，下面的这些想法也许会有所帮助。

"我的视觉世界是连贯和流畅的。"

"世界对我是真诚的。它和我直接交流。"

"我眼睛接收的线条和形状是顺从而平和的。"

"我知道世界对我的要求——爱和成为我自己。"

"世界对我是温柔的、文雅的和接纳的。"

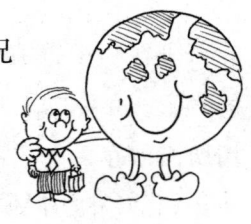

"世界对我是温
柔的、文雅的和
接纳的。"

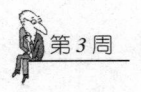

第3周：贝茨方法入门
——简单而有效的基本方法

在未来的一周里，我将会向你介绍一些简单、有效的小方法，这是我们摘掉眼镜恢复视力的基础。你也许还是要用眼镜来读以下的内容，这是可以理解的。首先阅读以下内容，然后放下书，尽你所能不戴眼镜做所有的活动。还有一个方法就是，对着录音机朗读指导说明，然后放给自己听，边听边跟着做。

与模糊交朋友

坐在一个舒适的位置上，将你的中指尖轻柔地放在前额上。在你的大脑中闪过这样的想法，"我没有必要看清所有的东西。我赏识我现有的视力。我停止与模糊做斗争，我停止怨恨模糊。我认识到这是我的真实视力，而且我接受它。事实上，我享受模糊的乐趣。我可以在熟悉的空间里生存。我可以深深地呼吸。我也许没认出在街对面的我的朋友，或无法看清电话簿上的地址，但这是暂时的。我可以放松，让自己在这模糊的水彩世界中徜徉，感受这种环境带给我的舒适、熟悉的感觉。"

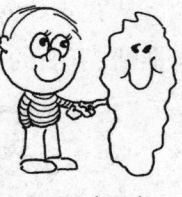

与模糊交朋友

承认你自己是你生活的决策者。你正拥有的视力是你的,在此刻完全可以被接受和赏识。你接受目前的状况,而且明白你能够通过自身的努力去改变它。

来个深呼吸,感觉你的大脑变得柔软。仍然托住你的前额,继续这样的想法,"我知道我周围的世界是活生生的,总是在变化的。我的眼睛和我的大脑也是灵活的。我愿意踏上这条自我修复视力的探索之旅。大自然和我那具有创造性的头脑的神奇资源在支持着我。"

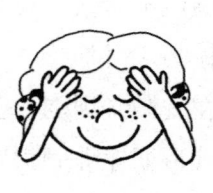

打哈欠的好处

一个稍微放松的哈欠可以为我们开启通向全面呼吸之门。当巨大的哈欠形成时,你会注意到你周围的世界有了变化,它变得更明亮、更深奥。这时,你已经放松了。

想像你是非洲原野上一头茶色的狮子,懒洋洋地躺在温暖的阳光下。你的朋友和家人盘踞在大树下,昏昏欲睡。它们在地球柔软的腹地上,在下午的微光中,懒懒地玩耍。你向前伸出前爪,张开你巨大的嘴,打个大哈欠,发出温柔的吼叫。

那感觉真是太好了,再来一次。这次要带动你那不听话的肩膀。在你吸气时,将肩膀向上和向前拉紧。当你呼气的时候,肩膀向下放松下来,身体就像猫科动物一样柔软。声音从你开放的喉咙中释放出来。

通常情况下,我们会被告知要抑制打哈欠,因为这样是不礼貌的。因此,人们开始利用控制呼吸来控制他们的情感表达。然而,打哈欠对我们是很有益处的。当我

们需要呼吸新鲜氧气、伸展肌肉和改变生活节奏时,打哈欠是一种最自然的自由释放方式。

打哈欠可以打开下颚铰链,放松咬肌肌肉,这种下颚肌肉紧张是夜间思维过多和磨牙造成的;它还可以放松另一处肌肉——颞肌,由于它和头部侧面相连,而且在太阳穴周围,这个肌肉的紧张会引起头疼。一旦咬肌和颞肌紧张,嘴周围的肌肉、脸颊周围的肌肉和眼睛周围的肌肉都会紧张起来。几个高质量的哈欠将使这些肌肉一起放松。你的牙齿、下颚、大脑和眼睛都会感谢你的。

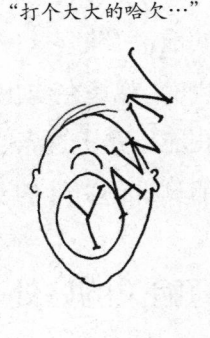

"打个大大的哈欠…"

一个人打哈欠,其他人会不假思索地跟随,甚至会有过之而无不及。偶尔和孩子及朋友一起来个打哈欠聚会,一旦人们超越了他们自身的禁锢,就会享受打哈欠的乐趣,他们的胃部变软,那些烦人的想法被释放,清澈的泪水落到腮上,放肆地打哈欠真的有很多益处,下面,我为你列举出一些来:

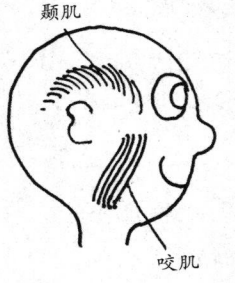

颞肌

打哈欠
放松
这些肌肉

咬肌

1. 打哈欠将新鲜氧气带入人体细胞。

2. 打哈欠放松与眼睛相关的肌肉。一个真正好的哈欠将会伸展你从头顶到脚趾的肌肉。

3. 打哈欠是将情绪从消极转向积极的一种方式。

4. 打哈欠改变血液的酸碱度,调节你整个系统的毒性水平。

5. 它使大脑向新事物开启。

6. 打哈欠帮助肝脏解毒,并平衡肝子午线的能量。

7. 它早上让你醒来。在夜晚,它让你安静下来并进入睡眠。

8. 打哈欠可以刺激产生具有提神作用的眼泪,自然地冲洗你疲劳的眼睛,滋润长期干燥的眼睛。

9. 它可以放松太阳穴周围肌肉和伴有消化不良的腹部肌肉,使得你的腹部功能会更好。

记录下来打哈欠对你有什么好处:＿＿＿＿＿＿＿＿

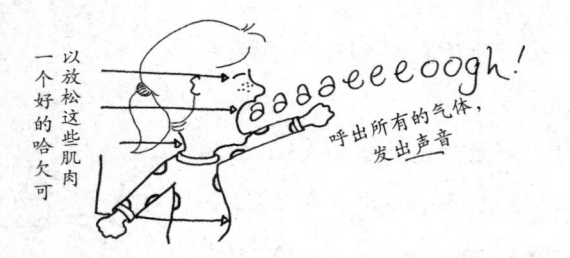

如果你想打哈欠,但是发现你自己身处一群对肆无忌惮打哈欠还心存偏见的人群之中,你只要简单地说"我在你的陪伴下很放松,我要开始打哈欠了"就行。多数情况,那个人会对你微笑,而且随你一起打哈欠。

出声的哈欠

不出声的哈欠绝不是优秀的哈欠。打出声需要把嘴张大(是的,张得大大的)。在你吸气时,向世界展示你的牙齿、舌头和喉咙,之后通过嘴由衷地呼气。用你独特的吼叫、低吟、叹息、尖叫和悲叹来打哈欠。不管你的声音是什么样的,让它不经过滤地发出来。你会习惯听到自己放松的声音的。渐渐地,你的家人和朋友也会习惯的。他们甚至会不知不觉地被你感染,发出和谐的声音。

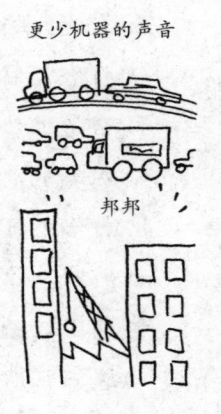

更少机器的声音

邦邦

在你打哈欠呼气时发出声音是完全正常的。但是多数人,除了做理性(左脑)讲话时,很少发出声音。嗡嗡声、低吟声、嘟囔声、尖叫声、呻吟声和歌唱声都被安静扼杀了。喉咙变得紧张,下颚处于紧张状态,磨牙产生了。自我意识和尴尬有效地禁锢了任何除说话外的自然声音。声音的益处有很多,现在我们列举出一些:

1. 声音将被动的情感、思维从你身体中心带走。

2. 声音本身可以成为一种你自我制造产生的积极情绪(能量在运动)。

3. 有节奏的嗡嗡声可以刺激创造视觉的大脑(右脑)。

4. 声音在生理上可以振动、放松,并重新活跃神经、肌肉组织和身体里的骨骼。它"微观调控"眼睛和视神经。

5. 你能够控制声音,控制它的音质、音调、音量和方向。你可以通过声音将康复的信息送到自己身体的各个部分。

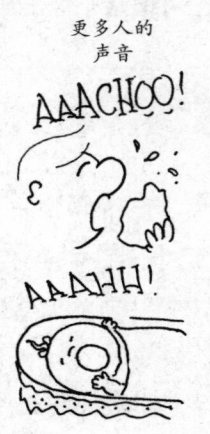

更多人的声音

AAACHOO!

AAAHH!

按摩肩膀

有时,长时间用眼,眼睛可能会感到疲劳,肩膀也会紧张。打哈欠和转移思维将有助于缓解这种状况。但是,当这些也不足以奏效时,直接的身体按摩是很有必要的。

如果有人为你按摩,那将是件很幸运的事。当然,在没有人能够帮助你时,那就得"自我按摩"了。与其遭受肌肉僵硬疼痛的痛苦,不如自己按摩一下。

一旦眼睛部位紧张,就会引起上斜方肌(肩膀)的紧张。这种紧张会使下颚倾斜,同时会向上伸拉肩胛。用右手放在左肩上。"抓"起左肩的肌肉,抓住呆一会儿。你也可以发出"啊——"的声音,在你出声的时候,紧张就会从你的声音中逃遁了。然后,像揉面一样,按摩肩膀。最后用你的手用力地从下向上推拉肌肉。用左手抓住右肩做同样的按摩。

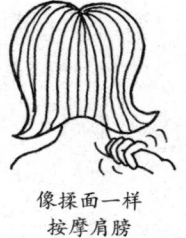

像揉面一样
按摩肩膀

按摩耳朵

眼睛和耳朵是紧密相连的。当我们还是婴儿的时候,我们的头会循着响铃声音的方向而转动,用我们的眼睛去接触,然后用手去触摸。长大后,很响的 DISCO 音乐、令人不快的争论和刺耳的声音,也许会使得我们"关闭"了我们的耳朵和听觉。要重新调整听觉,需要在你的耳朵周围进行从前到后,从上到下的圆周按摩。随后对耳朵本身进行按摩。这会重新开启你大脑中的音频中心,并且使你的耳朵和头部有一种温暖、舒服的感觉。

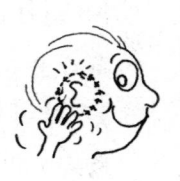

消除蹙眉、斜视和搓板状的前额

那些刚刚摘掉眼镜,视力模糊,并且还没有学会利用大脑(身体)来放松的人,往往会皱眉头和斜视。那些

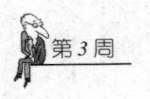

摘掉老花眼镜和那些摘掉眼镜的远视眼的人,会因为使用额肌而有搓板状的前额。

照照镜子。对着自己微笑,然后躺下,或者舒服地坐着,用一个垫子垫在胳膊肘下面,然后做以下消除皱纹的练习:

1. 蹙眉,用你的手指尖来发现蹙眉的肌肉。用你的大拇指和食指将这部分肌肉很轻柔快捷地拉起来一小部分。随着"哎呦"一声,向你左脑有意识地发出指令,告诉它放松这部分肌肉。之后,发出"啊——"的声音3秒钟,来活动右脑。这个小小的程序是试图从左脑释放紧张的肌肉细胞,再将它放回到放松和具有创造力的右脑中。

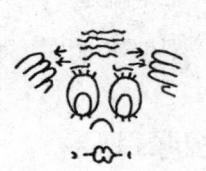

用你的指尖
将皱纹拉开

2. 把你的左右手指尖放在前额,向两边将皱纹拉开。继续这个练习,保持眼睛紧闭。想像:"在我前额的中心,有一个小小的圆形宝石。在宝石的中央,有一束光在发热,而且开始从内向外蔓延。发热的圆周开始时只有几厘米。那光是微微发亮而有光泽的淡紫色,有彩虹般的粉色光带,金光在周围闪烁。随着我的呼吸,光芒在扩散。当这一切发生时,我前额的皮肤变得光滑了,甚至宽阔了。光线向外散射而去,它同时驱散了所有沉重的担忧。我的前额舒展了,向各个方向舒展,我知道它现在就像一个平静的海洋。"

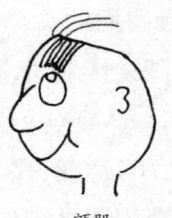

额肌

3. 将梭形细胞方法用于额肌。由于它的肌肉组织是上下活动的,所以你可以用拇指和食指捏起一小部分肌肉,做上下运动。向左脑发出强烈的要求,

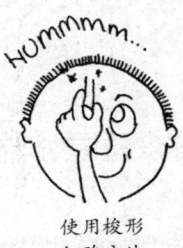

使用梭形
细胞方法

让它放松这部分的肌肉，然后停一会儿，发出"啊——"的声音。之后沿着额肌进入头发边缘做按摩。

4. 将手指尖放在眼眉的上方。做几下非常轻的向下拉的动作，然后停止不动，同时在脑海中展现这样的想像："我的眉毛是两只勇敢的信天翁，它们已经完成了一个漫长险峻的跨洋之旅。现在它们已经到达了飞行旅途的终点了，它们飞抵一片温暖的沙滩，在浅滩上休息。他们巨大的翅膀落了下来，垂在两旁休息。高贵的心跳得很慢。它们渴望在一个风平浪静的大洋边上可以有个长久而平静的逗留。我的眼眉就是这些大鸟。"

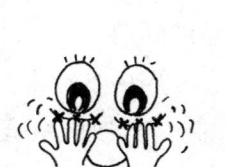

闭上你的眼睛。确切而温柔地将你的中指放在眼睛下方的眼睛边骨的地方。按压，并轻轻环形按摩几秒钟。稍稍移动你的手指，做同样的动作。现在围绕眼周做同样动作，在眼睛上方的眉骨处，改用大拇指。

重新恢复视觉表情和感觉，是和放松脸部肌肉组织密切相关的。不久，注意力和紧张就会离你而去，那时，你会感觉到好像你在用你的整个面孔在看。最终，你会用整个身体来看。

放松脖颈

人们眼睛紧张往往伴随着脖颈的紧张。脖颈僵硬是由于帮助脖颈左右活动的侧颈屈肌持续紧张，使得它们保持着如同复印机一样机械而僵硬的状态，而控制低头

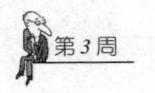

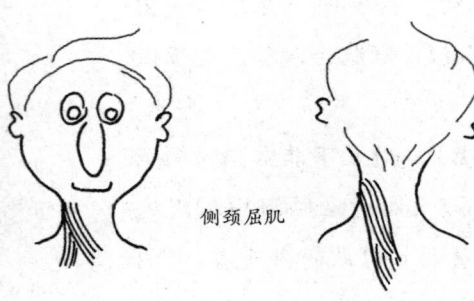

侧颈屈肌

抬头的后颈伸肌笔直地伸着,抗拒着地球引力。你有很多理由从无意识的束缚中来放松你自己的脖颈。保罗·丹尼森写了一部关于儿童和成人重建学习能力的书,他在书中指出,"如果脖颈放松,那么身体和大脑就可以一起工作。当脖颈关闭和紧张时,它实际上就成了关闭能量的阀门。"

用中指努力去够后背。温柔而实在地压住你够着的部位。将肌肉从脊椎旁拉开。再将手上移,重复上述的动作。之后,放开手,把手放到更上方的位置,放松脖颈两旁的肌肉。一直如此按摩,直到接近头骨的部位。慢慢做,不用很用力,伴随着有节奏的呼吸。想像你正在享受世界上最好的按摩师的按摩。

这些脖颈的肌肉和你的头部连在一起。用你的大拇指来按压脖颈的穴位,按压伴随着三次深呼吸,然后稍稍向旁边移动,再次按压。通过按摩乳状突起的骨头到你头部的后中心点,来放松整个区域。

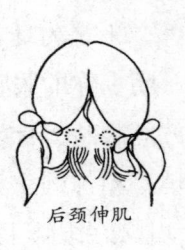

后颈伸肌

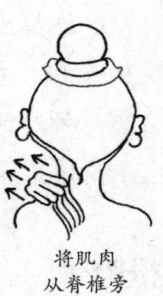

将肌肉
从脊椎旁
拉开

第 *4~5* 周：视力改善游戏之一
——通过运动和语言来改善视力

　　眼睛的运动使得视觉产生,它是持续不断的很小的活动,通常我们称它为"飞快扫视"。飞快扫视有两种作用:首先,它们用连续的起滤波作用的光放映来刺激你的视网膜神经细胞,视觉神经随后将这种放映的细节闪回到你脑袋后部的视觉大脑上。

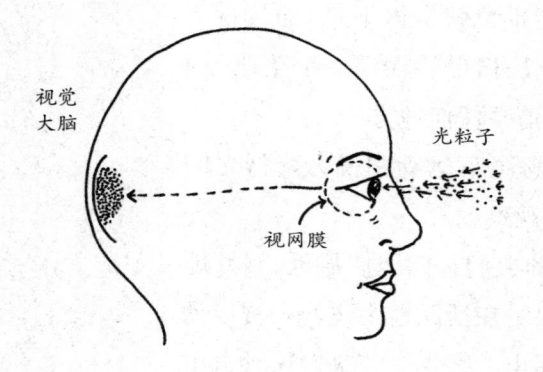

　　其次,飞快扫视从你的精神兴趣点扫过,进入你视网膜最敏锐的视觉部分——"中央凹"。 这种运动使得你的大脑和眼睛保持一致,同时给你很敏锐的视觉。

　　当你的眼睛和注意力暂停在某一个事物上,也许你的眼睛看上去是固定的,但是其实并不是这样。飞快扫

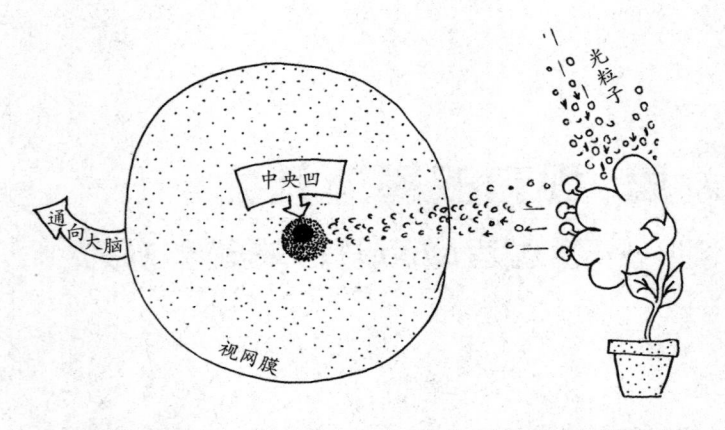

视的"舞蹈"还在继续,还在以光的能量让你的眼睛和大脑兴奋,这种光的能量活跃在你周围的环境里。飞快扫视是很快的,它们的持续时间在 0.02 秒~0.1 秒之间。

如果你的飞快扫视运动完全停止下来,那么你会在 3 秒钟内完全看不到东西。如果飞快扫视不知何故慢下来了,那么流过你眼睛的能量也就会慢下来,而且视力模糊就会产生了。当你的飞快扫视"舞蹈"没有遭到任何外来干涉,那么你就可以看清楚任何地方。

为了你能够更好地理解眼睛运动和视力降低之间的联系,我建议你进行一些观察。

注意那些有很好视力的人们。向他们靠近,好好地观察他们。你会发现他们眼睛在活跃地为飞快扫视运动而忙碌。视力好的眼睛表现出的警惕光芒来自这种自由的摇曳运动。充满活力的视力在这种眼睛中产生。

然后找一个一直戴着厚眼镜的人。请求他们摘掉他们的厚眼镜。你会注意到他们的眼睛是相对静止的。有着模糊视力的眼睛需要更大和更多的跳跃才能看到和视力好的眼睛一样的东西。

模糊是这样产生的

如果你想在一双健康的、有清晰视力的眼睛中制造模糊，你就放慢飞快扫视的速度，并且降低能量在身体和大脑中的流动速度。我们人类体内有一些阻止运动和加快运动的简单方法。我们无意识地绷紧几块肌肉，并且以抑制的方式进行呼吸，这种压抑的反应就会变成一种习惯。当这种习惯蔓延到我们的视觉系统时，就被称作凝视。

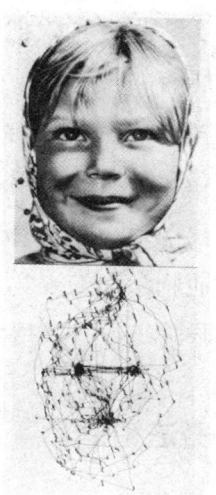

习惯的凝视最终使得眼部肌肉紧张，放慢飞快扫视运动，减少流过眼睛的能量。这样一来，或早或晚，眼镜都会戴在你的鼻梁上。

你的视力模糊或许是因为折射错误造成的，在某个地方，在某一时刻，你接受了凝视。也许你已经注意到了，也许你还没有注意到。

持续凝视会束缚很多能量。长时间地保持一种无意识的凝视，你必须控制你的呼吸；你必须将你的脖颈和肩膀的肌肉控制在僵硬的状态，而且做到不要经常大笑；你必须将你的眼睛停留在一个特定的位置，以使你的眼睛的运动受到限制。在此期间，你的大脑既可以是完全隔离的，或是在努力尝试解决无法解决的问题，又可以只是简单地担忧。

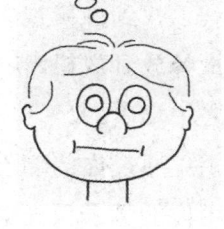

凝视和由此引起的模糊能够作为一个极好的复制器，在我们生活中的任何时间被接纳。你也许已经习惯了它，并且把它带到了学校、压力大的工作中或者很情绪化的困难事态中。

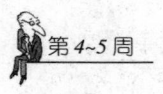

开始视力改善游戏

在 20 世纪初,贝茨医生建议那些开始"活跃"的人以有节奏的方式活动他们的大脑和身体,使他们的眼睛从凝视和模糊中获得自由。

我更喜欢把这本书里提到的这些多样化的活动和所有的视力改善活动,叫作游戏,而不是眼睛练习。"练习"这个字意味着工作和目标。模糊的眼睛已经由于紧张和顺从的运用而负担过重。在将模糊转换成清晰的过程中,我们希望你的眼睛经历放松和快乐。温柔而快乐地刺激你的视觉系统,将会比几个小时的坚决而努力的眼睛练习有效得多。

魔法铅笔

坐在一个安静而舒适的地方。对你自己已经成为成功的凝视者给予一定的奖励。注意到你的凝视方式,强调它。注意你的身体状态和目前的呼吸方式。

找到在凝视中你抑制的能量,现在你能够把这些能量释放到放松、快乐和游戏之中了。放松是在完全呼吸之中培养的。

通过你的嘴巴完全地呼出你的肺中的每一丝空气。用你的鼻子吸入空气。允许你的腹部和胸部扩张。从你的口中再次呼出。允许这种新的完全的呼吸继续。自然而然产生的打哈欠也许会出现。请允许它们表现出来。

按摩你的鼻尖,直到它发热、发红、有刺痛感。

假设你有一支魔法铅笔,它可以自动拉长和缩短。这支铅笔比空气还要轻。

在你有刺痛感的鼻尖系紧这支魔法铅笔。视觉艺术家,你,就产生了。

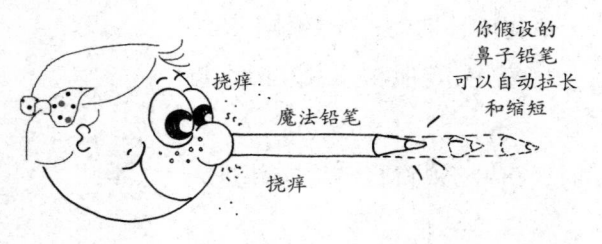

用魔法铅笔的笔尖来放松地描绘围绕在你周围的事物的边缘。你的头脑依赖于形状、边界、线条和边缘以及那些有高度对比的区域,以此来定义看到了什么。在你勾画图像时,移动你的整个头部。对你能看得最清楚的大的物体多勾画几次。接下来是描绘小一点的物体。从大物体向小物体环绕一次,让你自己习惯于这种新的活动,锻炼你的眼睛和头部的灵活性。

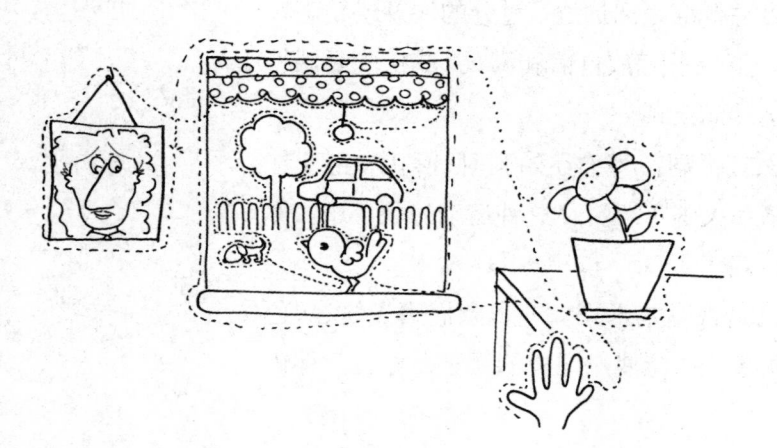

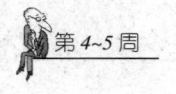
接下来，放松地描绘近的和远的形状。你的精神和视觉注意力集中在魔法铅笔的笔尖。你的笔尖是柔软的。你的肩膀和脖颈是松弛的。你的整个身体是放松的。你任意地打哈欠，然后再多打几个哈欠。

开始将你周围环境中的事物与你的铅笔相连接。你的勾画行动和注意力从一个物体移向另一个物体。描绘你的手，然后是一盆花，一扇窗户，其他物体，放松地、慢慢地描绘。

在你有意识地放松时，飞快扫视将自动地重新进入你的世界。

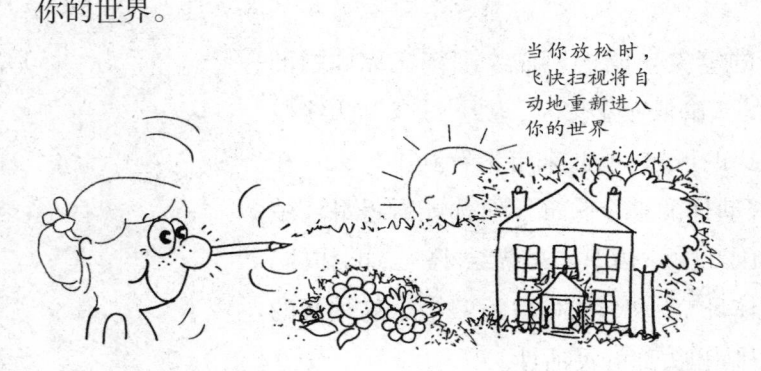

当你放松时，飞快扫视将自动地重新进入你的世界

你的铅笔自动校准距离远近。过分的注意或精确在此不再重要。你感觉到平静、自信和满足。放松的眨眼将伴随你的流动运动而出现。

世界是多么繁忙啊。当你在勾画时，形状和色彩在舞动。你的眼睛和大脑正沉浸在这种运动的欣喜中。你正在和视觉玩游戏。

承认你自己是视觉艺术家。艺术家们用光线、颜色和形状来塑造形象。你能使用同样的元素在你自己体内创造视觉景象。

凝视是无意识的习惯。我们将用更愉快更有益的习惯来代替这种旧的习惯。

接纳魔法铅笔成为你终生的朋友。你的新的习惯是在你所到之处用你的铅笔描绘事物。

在私下里：画大的物体，大口呼吸，以此放松你的眼睛、脖颈和肩膀。伸展你的手臂并且打哈欠。勾画你的室内装饰、你的来访者、电视人物、你的园艺和你的个性文化。

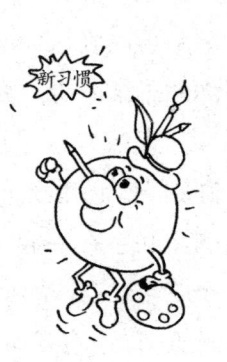

旧习惯

新习惯

在公众场合：精细地勾画，小心地进行深呼吸。享受你所在的每一个环境中的色彩和细节。连续运动，无论运动多么小，它都将帮助你和你周围的环境进行交流。

面对其他人：做个肖像画家。用你的鼻子铅笔温和地勾画别人的面容。温柔地从一只眼睛移到另一只眼睛，移到嘴，再环绕到他们的头发。眨眼，感觉平静。你故意模仿飞快扫视的样子。这个"对话摇摆"让你容易与他人的能量联系在一起。

在旅行时：这种连续的放松扫描运动，使得你对任何可能突然进入你视野的车辆和动物有所准备。事实上，任何跨越你视网膜外层边缘的动作，都会刺激你的大脑形成一个反射，说，"嘿，让我们转动大脑，从刚刚爬到我们面前的东西上得到一些直接的信息。"这种快速的视觉反应由于凝视空间的占据而受到抑制。你的"驾驶摇摆"会让你警惕，同时也会改善你的视力。

如果它动了该怎么办

我们已经讨论过视力运动与"静止"物体的关系。那么对于那些运动的物体又如何呢？比如玩飞镖、网球、足球和壁球，以及盘旋的鹰。简单地用你的鼻子跟随这些活动的物体，移动你的整个头部。你不用勾画出运动的物体，因为它们的运动将自动吸引和传送你的注意力。

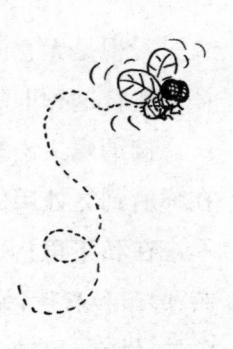

魔法铅笔拓展游戏

在你的周围创造一个安静的环境。在那里坐着或躺下，闭上你的眼睛。

再次确认你的魔法铅笔出现在你鼻子的顶部。允许你的思维游走。允许你的呼吸变得深厚。

想像并且尽可能地描绘最简单的形状，比如，一个圆圈，画上几次，让这一联想和来自你记忆库过滤后的圆圈联系在一起。描绘发展的图像，让你的圆圈变成一个苹果（一个海滩球，一个自行车轮子）。然后勾画一个长方形，让它变成一座房子。继续画其他简单的形状，并且将它们转换成具体的物体。

注意到你的眼睛要放松和移动，你的呼吸变得更加有规律而完整。你也许会感到哈欠在增多，张开你的嘴，让那些哈欠痛快地打出来。

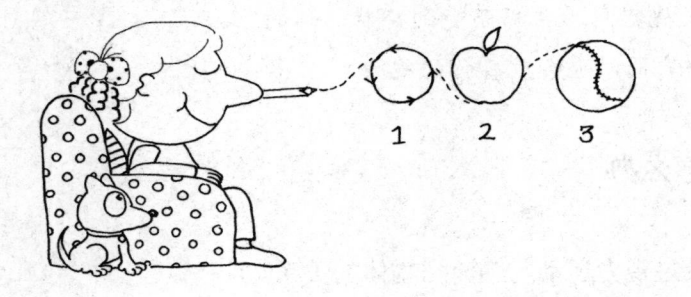

睁开你的眼睛,继续描绘一会儿,沉醉在更新的色彩和在你的视觉世界新显露的细节中。做更多的描绘,打更多的哈欠。

羽毛游戏

站立,平静而自信地站立在房间的中央或户外的一个开阔地带。两脚分开站立,分开的距离与肩距离相等,你的手臂放松地垂在两旁。

听一些有节奏的音乐,或者呼唤蕴藏在你自己身体深处的声音。

移动你的重心,缓缓地从一只脚移到另一只脚。你的整个身体轻柔地从一边向另一边摇摆,首先是慢慢的,慢慢习惯这种新感觉。接着,再进行更有活力的、热忱的摇动。

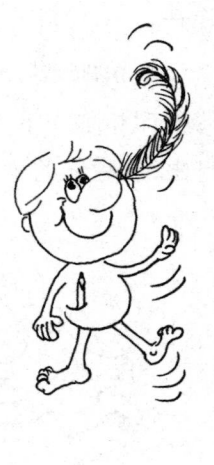

放置一个长长的、美丽的、有魔法的、有想像力的羽毛在你的鼻子顶端(把你的魔法铅笔现在先放在口袋里)。

掸掉世界的尘埃,用你的魔法羽毛来回摇摆,掸掉世界的尘埃。用你的羽毛给大地或青草挠痒,给围墙和灌木丛挠痒。随着你的羽毛不停地飘动,逐渐地你会感到发生在你身上的变化。以下任何一种提示都将表示你的视觉系统正进行深层的放松:

1. 自然而然地打哈欠,伴随着泪汪汪的眼睛。

2. 你的头脑变得柔和而宽广了。

3. 你的脸感觉柔软和宽广了。

4. 色彩和细节明亮和清晰了。

5. 你深深地感觉自己变强了。

6. 你变得既有视觉感又有口才,视觉紧紧追随思维。

7. 你感觉简单、满足、与外界相连、安详地生活。

只要你喜欢,就继续羽毛的摇摆。在整个一天中,一直贯穿着由于摇摆所得到的放松。

飞翔游戏

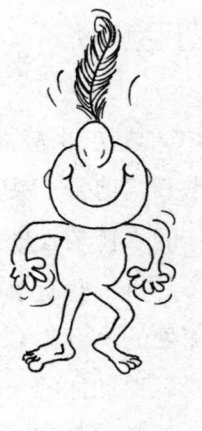

这是另外一种站着的改善视力的游戏。想像你是一只鸟———一只鹰或者白鹭,或许你愿意成为在海上飞翔的海鸥或者是鱼鹰。想像你是"鸟"。首先闭上眼睛,然后睁开。

站立,摇摆。从鸟儿的角度来想像地球。当你将鸟儿的精神和感知带入你的身体里的时候,你的身体将获得自由,然后你的运动也将获得自由。

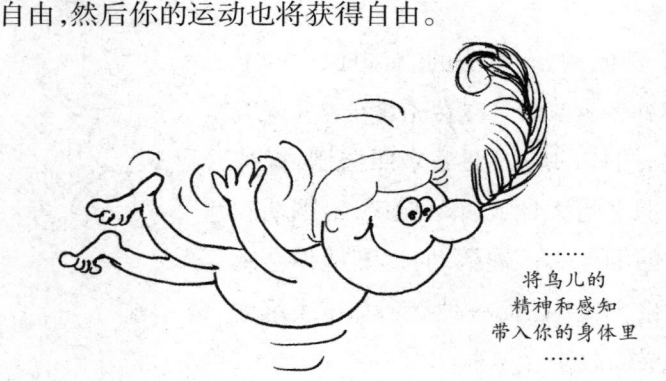

......
将鸟儿的
精神和感知
带入你的身体里
......

弯曲你的整个身体。弯曲你的四肢,用你的手臂高飞。让你的头部和鼻尖的羽毛任意活动。飞越辽阔的沙漠,绵延的群山,宽广的海洋。活动你身体的任何一个部分,你的身体在要求表达自己。你的眼睛将会爱上所有这些,而且会以很多飞快扫视的闪烁来回应。打哈欠,打哈欠,打哈欠。最终你会落回地面,慢慢地睁开你的眼睛,让你的现实生活空间与你的大脑和注意力重新连接。让你从"鸟儿"飞行中所得到的放松,贯穿到你一天当中的下一个活动中去。

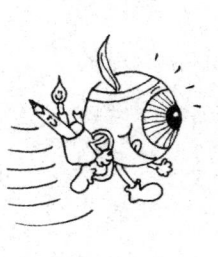

语言游戏

由于你的大脑和你的眼睛是相互紧密连接的,视力是一种极容易受影响的官能。在你的视力改善计划中,你的语言是一种有力的同盟。让我们寻找一些词和短句,并把它们放在一起,它们将影响你下意识的思维和你的生理视力。

用你的魔法鼻子羽毛轻轻地从上到下扫描左侧的词。这些形容词是不是有些熟悉? 被这些词所形容的状态既不是坏事,也不是好事,既不是正确的,也不是错误的。他们只是证明了一些状态,这些状态向我们揭示了它们相反的可能性。直到对左侧的词已经很熟悉了,我们才能开始扫视右侧的词。

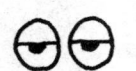　　　　　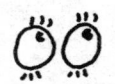

凝视的迷惑眼睛是:　　　　灵动的清晰眼睛是:

缺席的　　　　　　　　　　出席的

朦胧的　　　　　　　　　　清晰的

固定的　　　　　　　　　　放松的

隔离的　　　　　　　　　　接触的

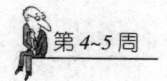

暗淡的	明亮的
呆滞的	敏锐的
刚硬的	灵活的
紧张的	轻松的
硬的	软的
心烦意乱的	敏感的
空空的	满满的
僵硬的	可变的
无意识的	意识到的
抑制的	释放的
惧怕的	安全的
平平的	闪烁的
绝望的	幸福的
敌对的	友好的
冷淡的	热情的
无关紧要的	热忱的
疏远的	给予的
严峻的	微笑的
收缩的	扩大的
不透明的	透明的
好斗的	包容的
离散的	连接的
静态的	积极的
神经质的	自信的
拘泥的	自由的
看不见	看得见

在以上的两组词中，列出属于你自己的一些词，反映出你自己的经历和视力状况。

_____

_____

_____

_____

现在用右侧的词来玩游戏。用你的白色鼻子羽毛来从上到下地滑过这些与视力相关的词。想像着这些词在敲打你视觉创造的大脑之门。它们在邀请你所有最优秀的能量出来，一起在生理的宇宙之间嬉戏。随着协调地运动你自身所有的、活生生的、积极的和乐观的部分，你将能够把自己转换成一个清晰的"幻想家"。

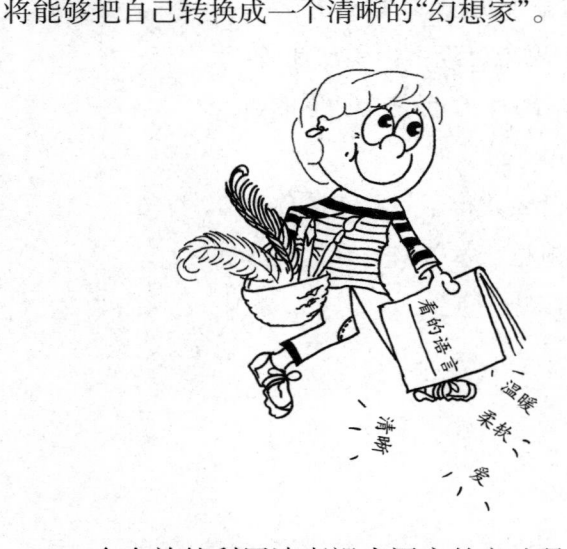

一个有效的利用清晰视力语言的方法是，在你每天生活的大舞台上给自己设定出新的线条。用新的概念来替换旧的消极的想法，比如"眼睛视力是无法改变的"，

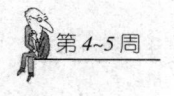

"我太老了",或者是"我的视力已经很糟了",这些新的概念是你就在此时此地制定的。

发现右侧一行里的对你最有影响的词,然后自己朗读几遍这些词。反复这样做,直到这一新的想法在你的内部"生根"。让这些想法成功地贯穿你的一天,大声地对其他人说出这些想法,对自己轻声耳语这些想法。

"我的眼睛是明亮的。"

"我的视力是清晰的。"

"我的态度是热情的。"

"我的大脑是灵活的。"

这些句子只是建议。找到一些对你自己适用的句子,用它们来抵消你消极的思维模式。克服那些消极的东西,用你最新的积极思维覆盖旧的思维,以这种方式告诉它们,在你的头脑中,旧的思维已经不再受欢迎了。运动、灵活性、视觉语言和清晰的视力就变成了你的自然部分。

通过运动和语言,你现在已经获得了一些改善你的视力的经验。带上你的最新"视觉艺术"资料,我们一起踏上用想像力来改进视力的知识旅途吧。

第 6~7 周：视力改善游戏之二
——通过想像来改善视力

当想像力在人们心目中的地位开始下降时,创造力和视力都会相应恶化。如此的评论如"噢,那只不过是你的想像",可能会抑制一些奇妙的有创造性的视觉冒险。

强调用传统视力表测试的方式来识别视力,使人们被锁定在以字母和数字衡量视力的想法之中。如果任何时候,你不能够识别白色视力表上的黑色字母,你就已经有"坏"视力了。你神奇的想像能力也许因为缺少尊重和重视已经在衣柜里生锈了。在过去很多年里,很多刚刚开始学习的学生向我断言他们"没有想像力"。然而,事实是,每个人都有想像力,只是我们没有发现它而已。

现在也许该是你打开衣柜的时候了!

当你观看和想像时,你的右侧"观看"半球大脑开始工作了。如果大脑是开启的,并且和用于口头分析的左脑来共同感知外部世界,那么身体和大脑的所有功能就能得到很好的发挥。这种想像和明智的思维的组合,能够在我们生活的所有领域给予我们最多的益处。

来自你记忆库、你梦中和你创造力的成分,所有已知的和未知的,有意识的和无意识的风景是你的想像力

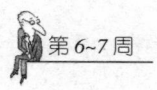

可以进入的领地。

把想像与视觉联系起来，将增强你更清晰地看东西的能力。大脑中的想像，实际上支配着飞快扫视运动方式的形态。阿尔福雷德·亚布斯指出，无论大脑是否感兴趣，一个人的眼睛通常都在活动。一个人的"思维"方式决定了眼睛在为哪一个场景的细节而"舞蹈"。

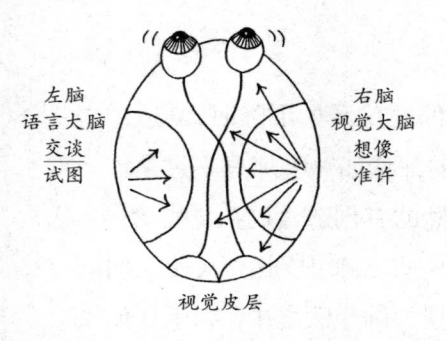

如果你是木匠，去树林里，你会把看到的树与你能砍的木材联系到一起，你的眼睛在关注树的粗细和高度；而一个生物学家将会注意并看到鸟儿、野生动物的种类和树叶的形状；一个自然资源保护论者会看到树和树之间的关系，树和附近小溪的关系，以及和头顶云层的关系。眼睛会天生地一起移动，并且会根据这些不同的兴趣，来"观看"一片同样的"真正"的森林。

如果你闭上眼睛，想像一棵树，你的眼睛会随飞快扫视的跳跃而运动，就像你睁开眼睛观察你眼前的一棵树一样。

因此，在你眼睛处于休息状态的时候，开启你的想像能力是很美妙的事情，这会使你的身体和大脑放松。最终，我们希望在任何时间，无论你的眼睛是闭上的，还是睁开的,都时时刻刻在进行想像。一旦我们能够这样做,不间断的能量就将从你的右半脑流入左半脑,这一综合过程将是一个替代过程,用不费力气的、放松的自然视力,来代替试图努力看见的单调工作。

用这两种观看的"风格"给你自己做个示范,首先是没有想像的,然后是用上想像的。

"我现在正在勾画书架上那本书的轮廓。书就在那里,不管怎么说它都不在我内部。事实上,我借了这本书。它并不属于我。我只不过是在想像那本书?不可能。你以为我疯了吗?我看见它了。就在那里,而且很模糊,尽管如此,我正在这里着迷地用'鼻子铅笔'勾画它。"

"我正在勾画书的轮廓,那书就在我想像的书架上。我在脑海中将书画成绿色。那书实际上存在于我头脑的后部。现在它明亮起来,而且清晰起来。它变得活生生的了。也许它会坐起来和我讲话。也许它会给我讲一个故事。在我想像和看到这本书时,我感到平静而充实。"

在你的房间里选择其他的物体。在你按照以上示范做的时候,用你的魔法铅笔来多次描绘该物体。把你试图看见"就在那里"的一些东西和你头脑中的想像进行对照。你一旦有了这种放松的观看意识,就能够将其融入到日常生活中去。当你在描绘自己的视觉世界时,请随时低声告诉自己"我正在想像这个东西"。

想像力——改善视力的基础

我建议视力模糊的人,应该通过促进他们的想像来

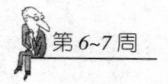

使他们的视力变清晰。当我给他们这个建议时，他们有三种反应。

第一个小组的人带有微微的防卫意味说："我是艺术家，而且我有着非常好的视觉想像力。"如果你是这样的人，就说明，你认识到自己的想像力还没有被质疑。真正需要的是把它和你的生理视觉过程联系起来。

第二组则喜欢坐在后面，并且喜欢告诉人们很多华美的故事。他们喜欢为视力课程录音，而且习惯于通过讲师的声音来刺激他们的想像。这组人没有意识到他们也有能力刺激自身内在的形象化潜质。录音在一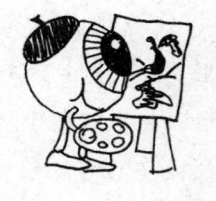开始被推荐使用。希望某一天，你能将你的思想悠然地漂浮于你自己的记忆泳池里，创造一个自己编织的故事。

第三组是学生组，他们坚定地摇头抵制通过促进想像来使他们的视力变清晰的整个建议。他们断言想像力和视力无关，或者他们自身没有想像力。通过对本书所介绍的方法的了解，这组人最终会变得柔和，而且开启了想像的动力，他们在感知上和个性上将会经历意义深远的个人变化。

以下的想像游戏是为以上三组人设计的，同时也是为任何渴望唤醒和发展他们内在和外在视力的人而设计的。

当你用你的鼻子铅笔或者画笔在想像和描绘形象时，你就一直保持着小范围的活动。当你以一种特殊的想像活动来完成上述活动时，你就为自己打好了通过想像来改善视力的基础。

开始准备

　　紧握双手并且紧紧地挤压双手,与此同时用嘴巴完全地呼气。你的脚是磁铁,地球就是金属。慢慢地睁开眼睛,轻轻地眨几下。打基础的活动将让你的头脑停留在你的身体里,同时帮助你把视觉平静地转移到任何环境中去。

准备运动场

　　以舒适的姿态坐着或躺着,闭上你的眼睛。你看到的黑暗是你的视觉领地。你就是这个内部空间的管理员、园丁和收获者。你有自由的权力来制造和安排植物生长的色彩、形状和细节。让我们来探索这个黑暗领地,直到你完全感觉你在自己的领地,就像在自己的家中一样。

　　请求你的大脑安静一会儿,让你的想法变得淡薄。在一个寂静的空间,进入你眼前的黑暗之中。

　　你看到灰色和黑色的形状在滚动吗? 这是一块非常富饶的肥沃土壤。任何东西都可以在这里生长。让活跃的大脑在你视觉领地的黑色丰富的潜能中感到欣喜。注意你的领地能延伸到多低,又能延伸到多高。向左边和右边来探究它的边缘。你的领地有边界吗? 或者你的领地可以无限延伸吗? 现在来探测你领地的深度。这块黑色的土地到底有多深? 你正踏上一个独立的旅途,一个

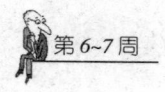

远离你通常的精神路径的旅途，一个穿越你内部视觉的温暖和黑暗领地的旅途。

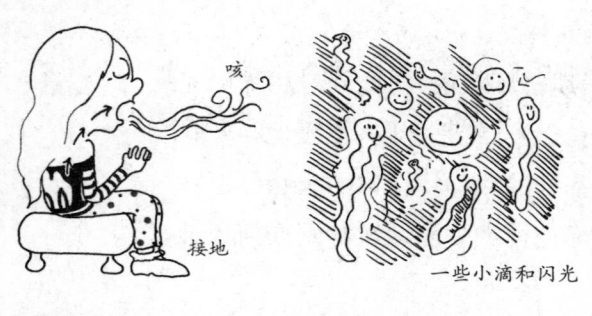

咳

接地

一些小滴和闪光

在你的黑暗领地里，你看到一些小滴的东西了吗？它们穿过黑暗飘向这里，飘向那里。它们是不确定的，没有意义的和安静的。当你内心平静时，你将会看到它们。请允许你自己经历未知和难以形容的东西。

现在一些闪光出现在周围。闪光可能是你在睁开和闭上眼睛时视网膜上的残留影像。当它们在你的领地飘荡而过，欣赏它们的每一小束的光亮。和闪光玩一个简单的游戏。如果你从一边向另一边摇动你的鼻子羽毛，闪光会滑向你运动的反方向。这个动作会给你的黑暗领地，带来一个可爱而放松的影像游戏。

你的一束闪光已经演变成一个螺旋形了？这很好。尽可能远地用你的鼻子追踪那个螺旋形。距我最近的小滴已经转化为一个黑盒子。想知道里面有什么？借用鼻子，我小心翼翼地掀起盖子——弹射出来的是一只闪光的黄色蝴蝶。和你的形状玩一会儿游戏，斜着移动它们，给它们命名。

我的一个残留影像变成了一束红色激光束。（你是否注意到了，你是如何将一个含糊的形状，只是通过简单的命名，就立即把它变成了一种明确的东西？）我们可能会使用我们的红色激光束在沙漠中绘制一幅优美的落日图。现在,你的领地发生了什么事?

用手掌使领地更丰饶

让我们用手掌使我们的领地变得更丰饶。握住你的手,在眼前举起来。深呼吸,感觉气体在腹部扩展。打几次哈欠。重复做几次,直到你可以感到能量从你双手的掌心开始向上蒸腾。你的双手是活力、热量和精神的强有力的发射机。将微微弯曲的手掌放在眼睛的中心,遮蔽所有外界的光线。在你的手掌和眼睛之间保留一点空间,你的手指可以搭在你的前额上。躺下,你的手肘保持直对天空,或者用你的胳膊支地坐着。如果你闭上眼睛,一个更意义深远的黑暗可能会出现。通过你的手流入的能量和热量将使紧张的眼睛和肌肉变得柔软放松。你的大脑电路将借助于你的手吸收有益的能量束。

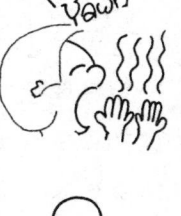

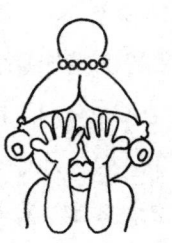

在用手掌遮住眼睛时,想像在地球的中心有一个蓝色的太阳,钴蓝、深蓝、靛青的颜色从这个太阳中发出。蓝色穿过地球层,照射到你的脚上。这种灿烂的强光,从你的脚向上流动到你的腿。这是能量的彩色河流,它承载着健康、生命力,并能保持你体内和大脑中的平衡。能量之河向上移动,从躯干到胸腔,你的肺在用完全充满的新鲜氧气来回应它,在用呼出的每一丝细小的旧空气来回应它。蓝色流淌进你的肩膀,在那里被肩膀的肌肉吸收,并在内部扩散。蓝色的河流分支,流淌到你的手臂,你感觉到振动而平静的能量在你的肌肉中、血管里

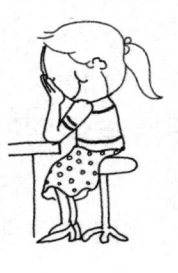

用你的胳膊支地,
用手掌遮住眼睛

059

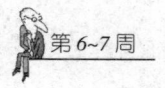
和骨骼里。蓝色的光束进入你的手,在那里它停留片刻,建立起它的能量,使其在你的掌心旋转。出于本能,你可以知道向眼睛释放蓝色能量的时刻。神奇光束的洪流欣喜地倾注到你的眼睛和大脑里,让它渗入到你的面部骨骼、神经和眼睛细胞中。它带来康复和生命力,并且使你的整个视觉系统变得清晰。

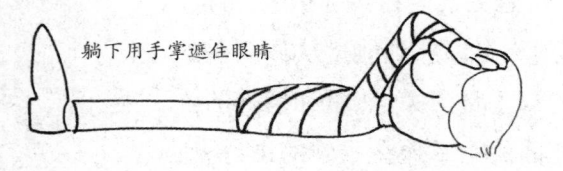

躺下用手掌遮住眼睛

想像蓝色的光流淌到你脑后面的视觉中心,你视觉大脑的视觉细胞被唤醒了,并因为颜色及活生生的事物而嗡嗡作响。最后,想像蓝色光束穿过和围绕在你的脑后部。保持眼睛闭着,让你的手掌从眼睛上慢慢移开。大大地伸展一下,打个大大的哈欠。在你鼻子的顶端放上神奇的羽毛,开始让你所处的房间发痒。当你感觉到准备好了的时候,睁开你的眼睛,享受新鲜感和视觉的活力。

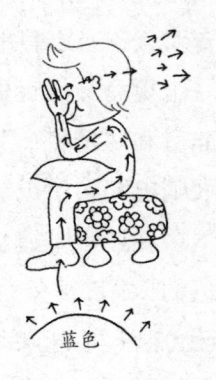

蓝色

在用手掌遮住眼睛时,没有来自外界的光线刺激你的视觉系统,因此,你的想像力使用的、在你的视觉领地创造彩色影像的光,实际来自你自己内在的"光源部门"。如果你已经有一段时间没有和你的"光源队伍"有联系了,耐心一点,他们很快就会为你制造一些神奇的视觉效果。

想像与运动的融合

用手掌遮住眼睛时,闭上眼睛。把你的魔法铅笔放在你鼻子的顶端，在你的视觉领地中心描绘一棵苹果树。勾画灰色的树干，它的枝丫向明朗的蓝色天空伸展。勾画如手指一样的树根，深深地扎根于地球的肥沃土壤中。加上一些苹果的绿叶。请求你的内在"光源队伍"在图像上散播一些奇异的阳光，照亮挂在枝头的有光泽的红苹果。

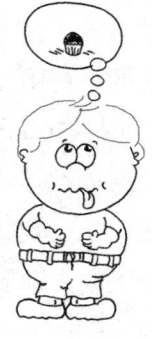

亲爱的想像力，请给我一大块巧克力蛋糕的影像

想像你在领地里向苹果树走去。闻着温暖的太阳光下草地和树叶发出的芬芳，举手采摘一个深红色的苹果，用你的袖子擦拭它，将它对着阳光高高举起。看见你的脸被深红色的苹果映得满面红光。闻一下苹果，再轻轻地咬一口，脆脆的感觉和甜甜的汁液充满了你的嘴巴。将苹果扔向蓝色的天空，啊！它就像一个红宝石落下来了。

想像苹果变成了球，把球投向更远的地方。用你的鼻子去追踪它。它变得越来越小，直到消失在地平线上。把球叫回来。它重新出现了，欢快地向你跑过来。把它叫到你手上，用你的鼻子环绕和审视它。它有没有在旅途中粘上污点？它是否准备好了再次飞翔？它是不是想跳跃、闪光，一次就越过很远的距离？让它如此。红色的球是你的朋友，帮助你进行飞快扫视运动，并发展你眼睛的灵活性。

想像澳大利亚内陆。看看你手中的飞去来器。它是红土地的颜色，上面画着当地土著人的象形文字，它大约有60厘米长。注意一下它的形状，很像喷气式飞机的后翼。

你抓住飞去来器的一端，光滑温暖的木头使你在紧

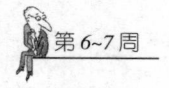

握它的时候感觉到暖意。从你手中扔出飞去来器,飞去来器立即变成了一个旋转着的如同刀片一样的镰刀状的物体,在空中划出一道低平的抛物线。它在低低的沙漠灌木丛上空加速,收缩……变小,直到它几乎在阳光蒸烤的红色山丘后面消失。

眼睛跟随着它,因为它现在又升起来了,如鸟儿一样倾斜地翱翔。它划着弧形向你飞回来,它运动在明媚的蓝天中。观察它逐渐变大……变近……你高举起手,看见飞去来器重新落回你的手掌中。此刻,它正安详而平静地躺在你的手掌中。

让缺陷显现——我的真实经历

在我刚开始改善我自己的视力的时候,我发现我极度缺乏想像任何事物的能力。我一生都沉浸在用自己的方式来思维的习惯当中。尽管如此,我还是经常会做很生动的梦,我给自己打上了这样的标签:没有创造力,没有艺术性,但是有足够的智慧。我渴望在学校学习新知识,但是学校的环境总是令人紧张和沮丧。早在我 12 岁时,我就决定彻底地关闭我的想像能力。因为某一天,我闭上眼睛,我被我所看到的影像完全吓坏了。我做出了一个坚定的决定,再也不这么做了。

27 岁是我开启视力和摘掉我厚厚的近视眼镜的时候,我发现我的视觉领地如同沙漠一样一片空白。我身体内部的"电影制片人"很久以前就退休了。我意识到,我必须做些什么来改变目前的状况。一天晚上,我自己坐在卫生间的地板上(最安静的、在房子里最具保护性的地方),请求我的想像力再次产生。我坐在那里有两到三小时,看到超现实主义的混乱在我眼前回放。我有意识的大脑不停地中断。我不得不努力抓住它,让它坐在那里,一直看下去。

最终,在影像平静下来的时候,时机来了。我能够要求出现一个简单的影像,并且接收它。如今,我非常感谢那些无论是我闭上眼睛还是睁开眼睛都能看到的绚丽多彩的颜色。从这些经历中,从对数百位自然视力学生的指教中,我认识到有些时候,将我们的阻滞向想像、渴望和影像转化是必须的。以下的活动是可以帮助溶解这些阻滞的。它们也许还会为你增加一些乐趣,提高你的智力机能,并且恢复活跃的大脑功能。

压抑的消极影像往往是在不固定的时间跳出来,通常是在不适当的时候。它们总是这样,直到你对它们的要求给予足够的注意。一旦你已经很好地注意它们并且转换它们,它们将对你有益,而不是总是"烦"你。

接下来是什么

花一些特定的时间来做这个游戏。如果可能,和一个可以不停地问你"接下来是什么"的朋友一起来玩。

闭上你的眼睛,请求在你头脑中产生最可怕的、最不愉快的影像。要确保你现在已经准备好了面对这些影像。你知道,你是你自己内部电影的制片人、导演和舞台监督。这个险恶的影像可能是你生活中有关某人或某事的循环忧虑图像。你应该现在就让它暴露,尤其是当它在你的控制之下和转化之下的时候。你如果是从其他的来源而不是自己的头脑中得到这些消极的影像,那么现在到了学习剪辑掉这些消极影像的时候了。我们接下来就会用蝴蝶网来做这些了。与此同时,以下的游戏是可以来帮助你处理这些危险的影像的。

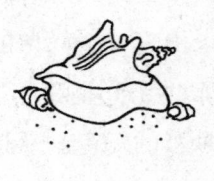

稳健而深深地呼吸,勾画和描绘影像的所有恐怖细节。当你画好了,你的朋友问:"然后发生了什么?"

观察影像的变化,并且在没有剪辑的情况下描述它们。当图像阻断了,问:"然后发生了什么?"

继续这样做,允许你想像力的内在康复能量刺激这些影像,直到它变得不再刺激你,直到你满意地感觉到噩梦已经被转化掉了。当这一过程完结,在影像中束缚的能量就会自由地回到你身边,把它用在积极的地方。

什么是你能想像的最糟的事情?

"我在一个可爱的湖上仰面朝天地漂浮,在阳光下放松。一个阴影出现在我意识的边缘。当我试图看一下是什么在向我靠近时,我发现自己被一条大白鲨咬成两段。"

"然后发生了什么?"

"水变成了红色。我看见我的腿离开了我正向海底深处沉去。"

"然后发生了什么?"

"鲨鱼把剩余的我吞了下去。之后,一切变得黑沉沉。"

"是的。然后呢?"

"我觉得自己变成了一条鲨鱼。"

"你现在感觉怎么样?"

"我很大而且圆滑。我平静而自信。我喜欢深水。我喜欢吃东西。"

有时它会有助于你取得一个支持者的援助。

"你害怕什么？"

"我孩子被绑架和被伤害的想法使我害怕。特拉韦斯还没有从学校回来,四个小时前已经放学了。我们已经给他所有的朋友打了电话。没有人知道他在哪里。"

"除了坐在这里经受痛苦,你能做什么？"

"我能想像整个邻居街区闪烁着积极保护的白色灯光。"

"你还能想像什么？"

"我还可以给无畏的聪慧朋友打电话,让他帮助寻找特拉韦斯,把他带回家。他是一个没有人敢和他捣乱的支持者。"

"这是什么样的支持者？"

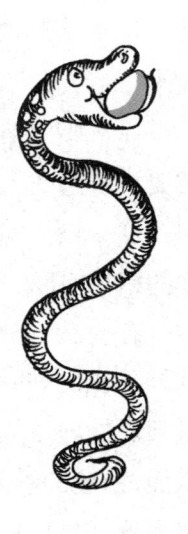

"一条巨大的黑蛇,它非常古老,有千里眼。这就是我的支持者。我正请求我的支持者扫描所有的邻里,把特拉韦斯带回家。噢,对了,现在已经发现他了。它带着特拉韦斯,特拉韦斯在它衔着的蛋里。我看见它长长的巨大身躯正向这里滑过来。它把蛋轻轻地放在门廊上,特拉韦斯走出来。请原谅我,我听见门铃在响。"

清理你的想像空间

许多人说,由于固定的思维和想法不停地在他们的头脑中显现,他们无法安静地坐着和想像。这种现象是一种暗示，表明你的精神能量大多是在你的语言左脑中旅行。找到一条途径，将你的一些能量推回到你形象思维的右脑，这是非常重要的。它可以通过想像来实现。语言思维就像蝴蝶和马蝇，想像你自己是一个捕捉马蝇的网或捕蝇器，捕捉任何有害的想法。

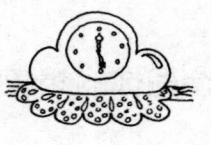

捕捉那个想法！你抓到了吗？很好。现在，你拿它怎么办？你有很多选择。你可以让它哪来哪去。你可以把它放进思维粉碎机，让想法变成混合肥料；你可以热爱和拥抱它，直到它放弃侵扰你的欲望；如果你希望在一个更合适的时间来处理它，你可以把它放进一个可爱的手工雕刻的壁橱里，它会在一个合适的时间自动出来。

你不要用消极的想法和影像去甄别事物，这一点很重要。敏感的人通常捡起他人头脑的输出物，而从没意识到这一点。如果这也发生在你身上，你最好清理一下你的精神空间。

有一次，一个自然视力学生告诉我，每一次他用手掌挡住眼睛时，他都会想像到一个美丽的海滩，但是他必须要处理一些污物和污染的影像。漏油污染了绿色的水面，白色的沙滩被空啤酒罐和废纸弄脏。无论他如何努力地去想像一些愉快的场景，陈旧的消极思维总是来干扰他。

与其让垃圾遍布他的视觉世界，不如深入到视觉清洁活动中去。这个学生为自己勾画了一个巨大无比的真空吸尘器，他坚持不懈地用他巨大的铲子，捡起海上和陆地上的所有碎片。因此，每次垃圾出现在他的影像中时,他立即将其清除。最终,垃圾对总是被清除感到厌倦了,停止了对他的侵扰。这些解决办法只是建议。发明你自己的想像解决办法,以此来照料你的内在视力。

另外的尴尬是,一些人的经历是要和他们对黑暗的恐惧做斗争。带你的大脑进入一个愉快的黑色旅途,这也许会使你的忧虑得以缓解,它还会帮助你的大脑和眼睛在夜间看东西的时候得到放松。

在黑暗中旅行

呆在一个安静的地方。闭上你的眼睛。想像你在乡间的夜晚野营。你的睡袋是黑色的帆布,上面有黑色和银色的线条。它充满了黑色羽毛。当你抬头仰望天空,你看见如同钻石般细小的星星散落在广阔而虚无的天空中。你的注意力被一股穿过树丛的、吹向你的清凉微风带回到黑漆漆的地球。雨的味道进入你的鼻孔。一大片黑云移到你的头顶,使所有的星星不再明亮。很快,你就被沉寂的黑暗所包围。你感觉到云端的清冷,但是你知道,如果云层决定倒掉水,减轻自己的负担,那么你的身体就会变得湿漉漉的,此刻,你的精神程序也会被刷新。用乌鸦的羽毛扫遍你的周身, 爱抚那深墨色的阴影,让你的身体融入黑暗,你在黑色的夜晚就会感觉安全和充实。你听到猫头鹰的叫声,你闻到植物在风雨将至的颤抖中发出的清香,是紧紧地偎依在你温暖的"蚕茧"中的时候了。你在柔软的阴影中睡去,沉沉地歇息,直到太阳的第一道晨光照耀在你的眼睛上。

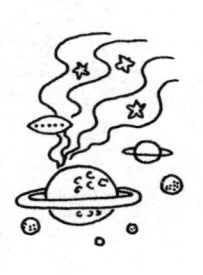

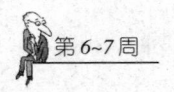

"太忙"的游戏

"我没有时间坐下来想像,因为我太忙。""这东西很好,但是我没有时间做。"如果你沉迷于忙碌,或者被说服这种忙碌是存在的,那么我有个消息告诉你:你不用放弃你生活中的混合视力和想像,你要做的是将你的想像力融合到平常的工作中去,成为做决定过程的一部分。

坐下或躺下,把手掌放在你的眼睛上,然后请求与此事相关的所有要素出现,在做决定的过程中,充分运用你的想像力,通过想像来描绘影像,描绘影像会涉及到影像的颜色和细节。这样,你将会在思考问题时也会用到想像,当想像成为一种习惯后,你的视力会在不知不觉中得到改善。

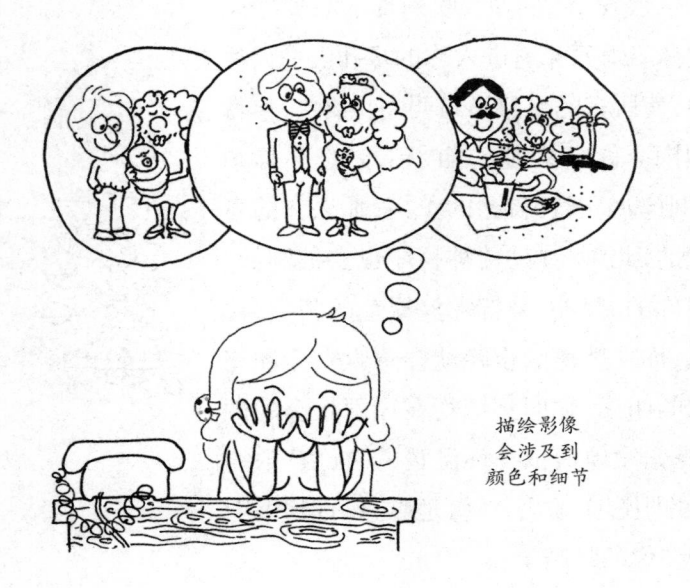

描绘影像
会涉及到
颜色和细节

第8~9周：视力改善游戏之三
——通过光线和色彩来改善视力

我们是太阳系的孩子。作为日间动物，我们在日光下看得最清楚。由于长期住在室内，我们被更多地剥夺了眼睛接收的自然光线，我们的眼睛就更多地丧失了它们的视觉反应能力。每天我们醒来，每天我们注定要有光。事实上，我们的整个内分泌系统是和太阳光谱的脉搏相调和的。彩虹的色彩通过影响视丘下部而对我们人类颂唱多样的歌曲，大脑区域控制情感、眼球的大小及其适应性。透过窗户或太阳镜的紫外线光束进入眼睛，唤醒了脑下垂体腺，脑下垂体腺分泌荷尔蒙，这些荷尔蒙控制生长、新陈代谢、消化和性的表示。

视力失衡的人数比例猛增，恰好和人们从乡村生活向城市生活的移动相吻合。城市化技术的方便，同时也带来了荧光灯的特殊效果、录像放映设备和坐在封闭安静房间里的生活习惯。这将由我们来决定是否重新让自己适应太阳，太阳是我们观看能力的源泉和媒介。我们生理的、精神的和创造性的自身将会繁荣和发展，而不是衰落和暗淡。一旦眼睛离开拥挤的房间，和慷慨的太阳光玩耍，清晰、生气和光彩将会回到你的眼中。

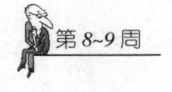

将阳光游戏结合到我们的工作、嬉戏、运动和日常事物中,我们就实现了这种对太阳的回归。

沐浴阳光游戏

将自己舒适地放在一个面对阳光的位置。闭上眼睛。

开始用你的鼻子铅笔画一个逆时针的圆圈。继续这样画,直到你的头脑向太阳的温暖和能量开启。

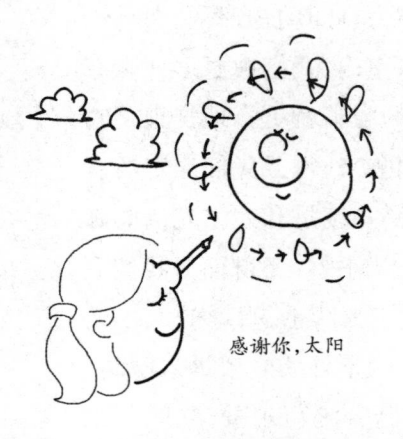

感谢你,太阳

在你画圆圈的时候,向太阳说感谢你,感谢它慷慨的礼物,那礼物就是阳光、色彩和温暖。

想像在天空中的一个大圆圈是向日葵。用你的鼻子铅笔在向日葵上勾画一个流畅的圆圈。在你围绕向日葵描绘的时候,它的花瓣似乎在按照你运动的反方向旋转。在光线进入你大脑敞开的大门的同一时刻,你的行动和花瓣合拍的影像将会促进良好的飞快扫视活动。请求阳光深深地照耀你灵魂的最深处,用洁净的白色光芒来清洗你视觉领地内部,让它来扫除一切隐蔽的地方和

缝隙,刷新和更新你的生命。当你的头脑洁净之后,向下
追踪向日葵的茎,直到它在大地上的根部。

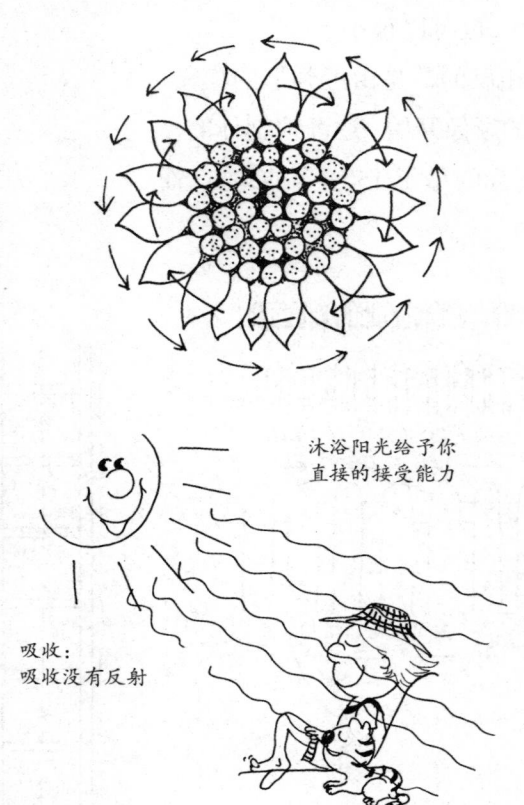

沐浴阳光给予你
直接的接受能力

吸收:
吸收没有反射

　想像在你眼前有一个警戒栅栏。栅栏如同你现在放
在鼻子上的羽毛一样是白色的。栅栏在你的左侧和右侧
无限地延伸。

　用你的鼻子羽毛从左到右地挠栅栏的痒痒。如此这
般不停地挠痒痒,直到你感到有一种感觉在你的大脑和
眼睛里释放。如果你是远距离的视力模糊,就从近距离
警戒栅栏的影像开始,这样你就能够比较容易地想像了

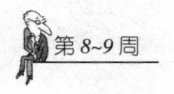

（25 厘米到 1 米）。在这个距离用羽毛扫过栅栏，之后，想像它又移到离你更远的地方。你就可以在远距离以你的栅栏为终结了。它可以很大，也可以很小。

如果你的模糊视力是相反的，是由近到远的模糊，那么就从远距离警戒栅栏的影像开始。逐渐地把你的栅栏靠得越来越近，直到距离你的鼻子 15 厘米的地方，而且很小，就像玩具房子的栅栏。

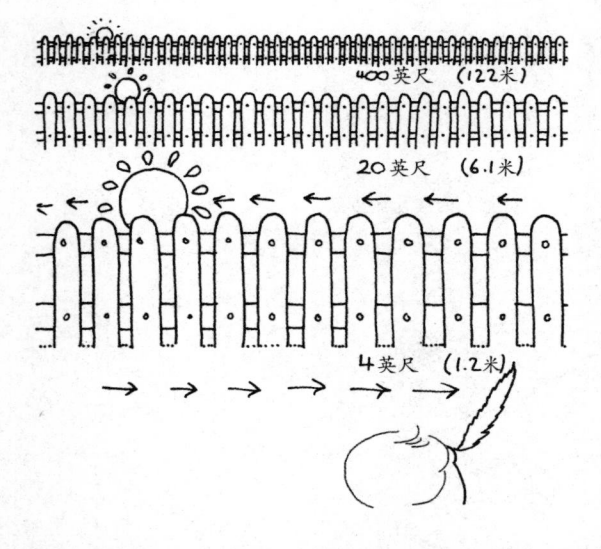

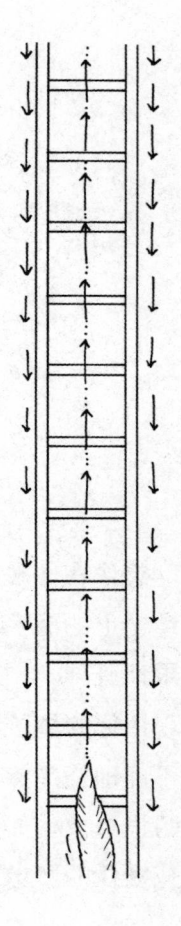

你可以根据适合自己的情况自由改变颜色和距离，不要总是停留在一个距离上进行想像。

记住要灵活地移动。同时在开始这些游戏时，想像哪里更容易，从较容易的地方入手。这就是为什么近视眼的人从近处的影像开始，从近向远推动。远视眼的人则正好相反。如果你在任何距离视力都模糊，那么就在所有的距离做这个游戏。

想像太阳面前有一架非常高的梯子，向上伸展到天穹,向下深入到地下。用你的鼻子羽毛从上到下在梯子的横梁上滑动。当你向下移动时,让梯子向上移。当你向上移动时,让梯子滑下来。就像你想像警戒栅栏一样,将梯子移向你的不同距离。在任何时候伸展和打哈欠,越多越好。

以上这些运动帮助你面对阳光打开你的视觉,并在所有的方向产生飞快扫视活动(在地平线的方向,垂直方向和圆圈状态)。

在彩虹中嬉戏

色彩和我们无意识的大脑在交流,每一种色彩都在和我们身体的特定部分对话。

红色是一种鼓舞和巩固物质肉体的颜色。"我在沐浴阳光,请求太阳的红色光线进入我身体的每一个细胞。这种红宝石般的光芒正在给予我身体活力和能量。我的红色血细胞带着过盛的生命力在我的体内流动,我所有的肌肉和器官都被注入了生命力。红色是温暖的、惬意的和性感的,我被罩在深红色的光芒中。我沉浸其中,直到一朵健康的、有生气的花朵穿过我的皮肤。我有红衣主教的得意洋洋,红玫瑰的优雅和落日余辉的荣耀。"

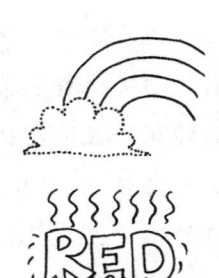

红色是
温暖和自然的

橘黄色是情感的能量。它是肉体和精神的桥梁,是三维感知的中心轴。情感越坚强,你就越能够成为一个有能量的人。问题是,一个人能不能处理好情感而又不伤害身体和周围的环境?

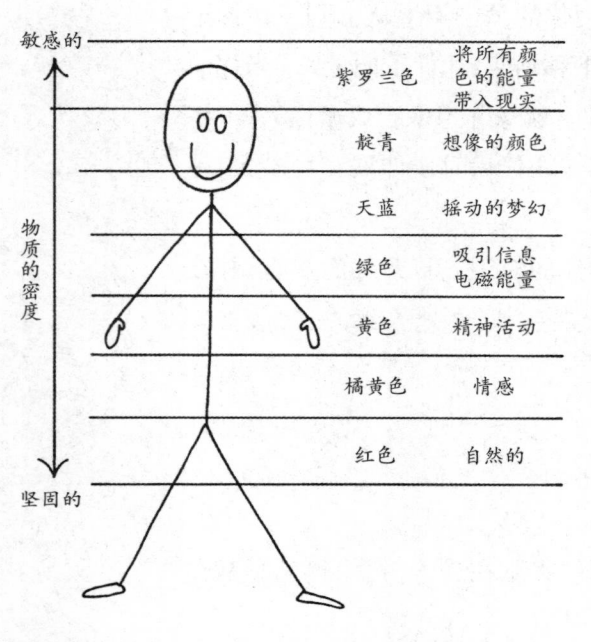

紫罗兰色	将所有颜色的能量带入现实
靛青	想像的颜色
天蓝	摇动的梦幻
绿色	吸引信息电磁能量
黄色	精神活动
橘黄色	情感
红色	自然的

敏感的

物质的密度

坚固的

用手掌遮住眼睛。想像你大步走过一个充满阳光，有着明亮橘黄色罂粟花的田野。当你大步走过，微微点头的花朵轻柔地抚摸你，将你的衣服染成橘黄色。来到山丘的顶端，你向下望见一个山谷，它像一个从里向外翻的橘子皮。在这个山谷里，一棵小树和一棵橘黄色的杏树一起安逸地生长。一匹南瓜颜色的骏马在吃树上的杏子。它浅黄褐色的鬃毛在阳光中起伏。刹那间，由于你的出现，它被震惊，黄褐色的马在打响鼻，用它蓝宝石的眼睛注视和评判你。稍许，你平静下来，在芬芳的空气中深呼吸，向这个生气勃勃的动物敞开思想。一个声音开始在你的头脑里说话，你认真地听着。"我是你情感的狂野精神。我的精神是炽热的火焰，在你身体中间燃烧。我用我的一生来调和围绕在你身边的色彩的旋转。我听到

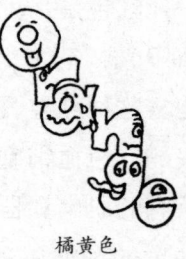

橘黄色
"情感能量"

了音乐,用你的身体来跳舞。我向上升去,和狂野的风一起狂奔。当冬天的季节追上我时,时间到了。我饮水的河流冻结了,大雪让我的脚步变慢。我炽热的精神闪现不被注意,而被储藏在压抑又沉寂的层面下——一个缓慢而沉重的季节。当春天来临时,我用热情来回应它,把过去忘却在背后。你也许会想,我时时在害怕,当狼在嚎叫或者大地在颤抖的时候。但是,甚至是在这样的时候,我坚强的精神和我一起渡过惊涛骇浪,把我带回到这橘黄色的宁静之中,爱这里,我大声咀嚼多汁的杏,并且傲慢地、昂首阔步地走过这片开着橘黄色罂粟花的野地"。

黄色是代表有意识的精神思维的颜色,这种有意识的精神思维也可以是人类经历的一种显赫而明晰的功能。它与腹腔神经丛相连。冥想黄色可以使你的腹部感到舒适。当你坐在阳光下或你的房间里时,将你的头脑转向黄色。

让黄色的波浪对你的大脑歌唱。它将会带你的智慧去旅行。你向下走到一条用黄色地砖铺成的小路,那小路通向一堵墙,那墙从左到右伸出去很高。那墙看上去很结实无法跨越。你看见墙上用明黄的漆涂写的字母,字母组成词。那些词带领你到右边,逐渐地自己组成一个句子。"这座墙是一个幻想,"你读着,"思想是你希望它们成为的东西——主人、仆人、玩伴、朋友和敌人。思想在你的指挥下呼之即来,挥之即去。"在你沿着墙移动时,想像用你的手抚摸它。你发现,墙体变得柔软了,逐渐地变成了你的手可以伸进去的液体的浓度。现在用双手将门推向一边,将你的整个身体跨入。看看你的周围,

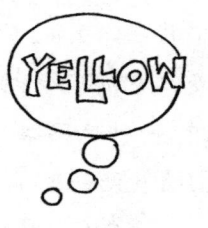

yellow 黄色,
代表有意识的
精神思维

你看见几位微笑的女人以古典的姿态坐着。第一个女人身着金黄色的丝绸，金黄色的花冠戴在她深褐色的头发上。她拿着一本书，把书递给你。拿起书，你很惊奇地注意到，和它巨大的体积相比，它的重量非常轻。它用金叶子遮住，在前面系了一个圆圈。打开书，你看见几何图形，它们在跳舞，像是古老的民间舞蹈。"这意味着什么？"你问这个女人。"这本书显示了你的思维方式，"她答道。"基于你头脑的方式展现给你，没有特殊的内容。为了汲取这本书的影像，你将能够连接和重新组织思维，挖掘和选择那些你希望形成的和影响你生活的思维。拿上这本书。我希望你在和你的才智做游戏的时候很快乐。"女人消失了，陪伴她的其他女人也消失了，她们将在你下次拜访黄色世界时再次出现。围绕你的大气变得充满了金色光热。你的大脑沐浴在清洁的金色之中，一种无思维的状态在准备一个新的回归，一个到你日常生活的思维和沟通之中去的回归。

绿色代表电磁能量。绿色中的黄色是电磁能量和生理有机大脑的连接。根据大脑对信息的吸收和整合能力，绿色实际上吸引信息。

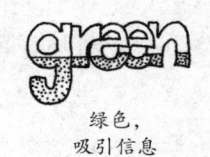

绿色，
吸引信息

在某一天，当你沐浴阳光（或用手掌）的时候，追寻一下以下的旅程：

想象你走在森林的一条两边布满云杉树的小径上。小径装饰着蔓延的蕨类植物。在脚下，一块厚厚的苔藓地毯为你铺路。你看见一个拴在一棵云杉树干上的绿色牌子。牌子上写着（当然，用你的鼻子铅笔来画轮廓）白色的字，上面说"这条路通向翡翠女神"。你来到一个小农舍的前门,农舍被深绿色的常青藤完全遮盖。你敲响雕刻的绿色玉石大门。门开了,一个冷漠的声音说,"进来。"你走进一个海绿的房间,太阳光从天窗照射进来,照射在一个小妇人的身上,这小妇人从头到脚用月桂树的树叶包裹着。她的头上是彼得·潘的帽子,有根绿色羽毛。在这个房间里,你感到受欢迎、被爱戴。绿色的小妇人将你带到孔雀石桌子前,让你看一叠无花果叶形状的牌。她将牌扔向天空,如同阵雨。一张牌落到你的面前。你决定这张牌上的影像是什么。形成清晰而生动的绿色将会使你想像的图像变成为物质的现实。

蓝色是摇动的梦幻。它的力量决定某人对存在于生理体内的内在世界的能力。

请求阳光的蓝色经常在你的身体和大脑中散发。蓝色的感觉是清凉和内在的微妙。穿上夏日天空颜色的浴衣,走过晚间的沙滩,走向水边。

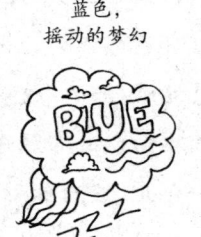

蓝色,
摇动的梦幻

在海洋的边缘,伸展你的双臂,呼吸带有盐味的空气。感觉掠过你皮肤的热风,那热风在日晒的沙滩上蒸腾。落日从它的红色圆盘上闪耀光芒,如同一只在西方渐渐落下的眼睛。它的光就像一个橘红色的刀片躺在柔软的蓝色大海上。你走进海水,走向更深的地方,直到蓝色包围了你。再次闭上眼睛,感觉你沉浸在蓝色的宇宙中,这是带领你走进梦幻的通道。蓝色带你进入一个地方,在那里敏感的大脑讲述和创造全息影像,那就叫做梦。在通道上稍作停留,呼吸,认识到你的存在是完全坚固的,在蓝色的通道上自我认识。海水也许会没过你,给你片刻的焦虑,但是你知道你的身体在这漩涡和活水中开始。你梦中的自信是大无畏的。蓝色是你的朋友。你知道，无限的天空和你有限的梦境是相连的。再次吸进蓝色，要求你的大脑和身体在这普遍深入的天空蓝中变得平静而镇定。

靛青，红色回归到蓝色之中产生的靛青，在梦境中给人一种可靠感和一种自我表现意识。靛青是真正的视觉层面，想像的颜色。

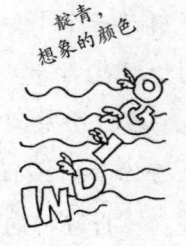

靛青，想象的颜色

你坐在阳光下。想像你走进一个很大的开放式厨房。所有的墙和地面，还有天花板都是白色的。在白色的炉子上，有一个巨大的白色珐琅罐。站在罐子上面的是一个手持长木勺的年轻女子。当你走进充满阳光的厨房，她抬起头，用微笑邀请你看看罐子里面。你看见罐子里有一种深红颜色的液体在沸腾，喷射很小的水滴，是一种深蓝和红色的混合色。"这是想像的颜色"女子说，与此同时，她将一大块白色的布放进沸腾着的大锅里。"我们把这块布搅拌一会儿，然后你帮助我把布拿出来，放在太阳下面晒干"。

她把滴着红色液体的布从大锅里拎起来，放在一个你正拿着的不漏水的篮子里。你把它拿到户外，并且把布分散在四根柱子上，形成了一个像帐篷一样的形状。当太阳光开始照耀时，你不可抗拒地坐在靛青布的天篷下。也许几滴染料滴在你的头上，没关系，你坐着，让靛青的光滤进你的身体和大脑。你有规律地呼吸，想像你大脑的右侧和大脑的左侧被靛青浇灌，红色和蓝色的结合创造了一个梦一般的物质世界。想像力和创造力是你下意识的遗赠。这个颜色将打开珍贵的胸膛。谁知道现在会发生什么？当你坐在靛青光线下，想像一束闪烁的光出现在你的前额。感觉你足智多谋的大脑的能量向前推进,在你的眉毛上闪亮。你对此颜色感到满意。

紫罗兰色,更多的红色和更多的蓝色可以使人将所有颜色的能量带入物质的现实。

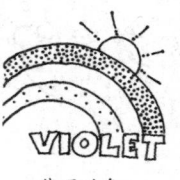

紫罗兰色,
将所有颜色的
能量带入现实

想像你坐在紫罗兰色的地毯上。你触摸到地毯的质地是厚厚的和柔软的。它在阳光下闪耀,颜色如同你处于紫色的薰衣草花丛当中。想像一片紫罗兰色的光芒环绕在你的头顶。被环绕的在地毯上的你升上天空,在天空中飘浮,在紫色的落日光辉中驰骋。你拥有你所需要的一切。你想成为的任何东西,你都可以变成。紫罗兰色的地毯可以带你去任何你想去的地方,物质上的、精神上的和灵魂上的地方。紫罗兰色象征着混合和集合你自己的所有不同方面。驰骋在山边的微风中,你看见紫色的林苑在绿草覆盖的牧场上向你微笑。你的紫色地毯带你升到峭壁的顶峰,那顶峰被掩盖在紫色的迷雾中。地毯把你带到一个深坑,深坑的边缘是紫黑色的,地毯把你放在一个巨大的水晶球前面休息。你走下地毯,走向水晶球,水晶球高过你的头顶。球的表面是镜子。你在球体紫色的反射中看到自己。特别是,你注意到你的眼睛在向你自己微笑,那微笑明亮而有光芒,清澈可见。

室内光线的选择

对所有的视觉用途来说,最好的光线是直接接收的太阳光。在人工条件下,另一个最好的照明方式是白炽灯。有研究表明,荧光灯可以造成眼睛疲劳和产生近视眼。通过对肌肉的测试,表明荧光摆动趋向使大脑的能

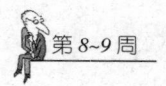
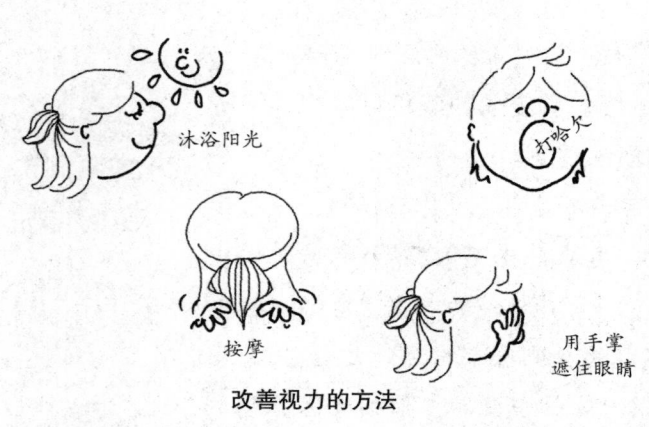

沐浴阳光

按摩

用手掌
遮住眼睛

改善视力的方法

量流动短路。如果你不得不在办公室的荧光灯下工作，自己带一个白炽台灯，让它照在你的案头纸面上。在中午休息时让你的眼睛沐浴阳光。平衡有压力的工作，比如在有空调、噪音和荧光的办公室和视频显示装置一起工作，那么可以通过每天短时间的沐浴阳光、用手掌遮盖眼睛、深呼吸和打哈欠来改善视力。

在家里工作时，用 150 瓦的光源，关闭房间中不必要的灯。你的眼睛和大脑会喜欢由于高照明而产生的对比。一旦你的眼睛在所有环境中变得完全放松，你就能够在没有足够光源的环境中很好地工作了。

适当沐浴阳光

太阳光会激活你视网膜的每一个部分。在太阳中无需睁开眼睛。足够的热度和能量将移过你的眼睑，而且不会晒坏你的视网膜——这是一个在一些眼科医生中会产生巨大惊恐的主题，你可以从那些医生那里听到这样的警告："绝不要凝视太阳。"让你的眼睛闭上，慢慢而平静地转动你的整个头部,当你吸收太阳有益的康复放射光线时,你要确保你正处于放松状态。

我建议,当太阳在合适的角度时,你每天沐浴阳光5至10分钟。如果在冬季,太阳活动缓慢,可以在一天中的任何时间沐浴阳光。如果你发现自己只是在周末坐在户外,那么应该让太阳注入你生活中的每一个工作日。

当你从工作地点走到公园,停顿一下,闭上你的眼睛,围绕太阳绕一个小圈。睁开你的眼睛,继续下去。甚至一天中抽出几秒钟来沐浴阳光,向太阳致意,如同你在街上遇到你的朋友互道问候一样,尽管是片刻的,但是是彻底的。这时,在心灵的层面上,你正在获得来自太阳的给予,它慷慨而热忱。

需注意的问题

1. 视网膜是精巧而脆弱的。太阳可以在它的膜上烧出一个洞,所以让你的眼睛闭上,避免晒伤。我们的皮肤要用6个月时间来恢复晒伤。所以,我们需要渐渐地建立起对光的适应能力。

2. 如果需要,小孔眼镜可以在没有准备的大量光线下使用——比如在帆船上的第一个周末。在一个月的沐浴阳光之后,一些爱好滑雪的学生们告诉我,白雪的耀眼光线减弱到了一定程度,可以说到了他们可以在不戴太阳镜的情况下尽情享受滑雪的程度了。还有,那些便宜的太阳镜会有不引人注意的偏差,通过这样的镜片看东西,会造

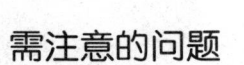

戴帽子

成眼睛疲劳。镜片上的颜色可能对身体的自治系统有副作用，而且健康的紫外线被挡住了。戴太阳镜并不能改变概念上的对光的惧怕和无能，它只能使软弱永存。

3. 如果发现在刚开始的时候，太阳光对你来说太强烈，那么从树底下的阴影部分开始。我们的目的是放松地进入状态，开始时做最少的，感觉安全，而且在每一步都要感到愉悦。沐浴阳光的活动实际上可以在任何地方完成，甚至是在一个黑暗的房间里，在那里你可以想象阳光。如果天气灰暗而雾蒙蒙的，使用一个简单的光源，比如普通的白炽灯，或者红外线热源灯，千万不要使用光线极强的浴室的灯来沐浴你的眼睛。

4. 如果你的皮肤属于敏感型，擦一些防晒油在脸上，并且在你用 5 分钟时间来吸收阳光时，确认太阳不在天空的最高点。

5. 如果你对阳光不是过于敏感，那么你想在阳光下沐浴多久就沐浴多久，使用普通的方法来保护皮肤就可以了。

太阳的 12 个好处

在进行了一段时间经常的阳光沐浴之后，你可以发现：

1. 你对光的忍耐程度在增加。在明亮的日光下，不再蹙眉和斜视。

2. 在一些阳光沐浴之后，当色彩变得很强烈，事物的细节开始在你面前跳跃时,你也许会经历清晰闪现。

3. 你眼睛的表现变得健康而有吸引力。没有人需要将微黄而模糊的眼睛隐藏在"影子"后面。那些热爱沐浴阳光的人的眼睛燃烧着能量和光芒。

4. "与光斗争"的渴望和戴太阳眼镜的渴望会离去。你适应光线能力的增加,使你不再怕眩目的光。

5. 你的夜间感知和想像黑暗的能力将会增加。学生们报告说,在沐浴阳光的疗程中,他们将沐浴阳光与用手掌遮盖法交替使用。经历深奥的柔软黑色是颤抖的,这就是内在放松的确认信号。

6. 太阳的热量放松紧张的眼睛肌肉,由此而释放肌肉紧握着的眼球。眼球被给予自由从而更好地活动。

7. 阳光刺激视网膜细胞、脑下垂体和视觉皮层。

8. 你描绘影像的一瞬间,加速了飞快扫视活动。

9. 你的右侧想像半脑被开启,以增加视觉刺激和能量,这种刺激和能量贯穿全身。

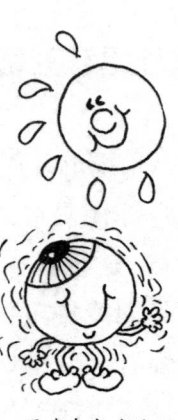

眼球自由跳跃

10. 你正在接受所有的储存在直接太阳光中的康复色彩。

11. 对非生理肉体的强烈刺激能量将会带来兴奋的颤抖,它将导致兴奋的情感回应。太阳光是自然的力量,对每个人来说都是免费的和可能的。那光线将闪耀在你的精神态度上、情感世界里和你的生理能力中。

12. 太阳光将会清洁你的智慧头脑,调和你的情感能力,哺育你的精神世界(你非物质的方面,你的想像和梦幻)。

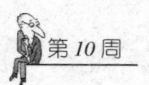

第10周：融会贯通法之一
——绘画游戏

基础是针对每一个人的

前面的几周,我们介绍了一些基本的恢复视力的方法。即使是视力正常的人们,也会从这些基本活动中受益,这些基本活动帮助我们改善视力。对我们这些已经摘掉眼镜的人来说,基本活动已变成了伴随一生的习惯。

热切希望有好视力的你现在已经对运动、光线在你视觉中的影像效果有了一个理解。这三个方面形成了一个开始自我计划的基础。我们现在将告诉你哪一种视力游戏对你很重要,这基于你的视力是远距离模糊还是近距离模糊。然后我们将做绘画游戏,这个游戏将目前所学的所有活动融为一体,其结果是清晰的"闪回"。

清除远距离模糊：近视和散光

用你的鼻子铅笔时时刺激"边缘"和"勾画"。有时你会发现你自己在审慎地凝视。这没有关系。进行一下深

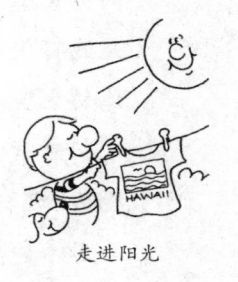

走进阳光

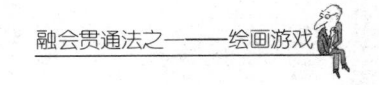

呼吸,然后继续。

通过用手掌盖住眼睛的方法来发展你对远距离的意象。在一天当中,无论你在哪里,至少这样做5分钟。如果你的眼睛因为疲劳和有压力而向你高声呼唤,那么用手掌盖住眼睛,进行想像,以此来放松眼睛。

对阳光进行一点投资,当你一天当中能够这样做的时候,就应该关注阳光。坐下并且放松至少5分钟。如果无法实现,那么努力尝试走进阳光中,比如走到你放车的地方, 比如在街道上等待交通指示灯的变换的时候,或者把衣服晾晒到外面的时候。

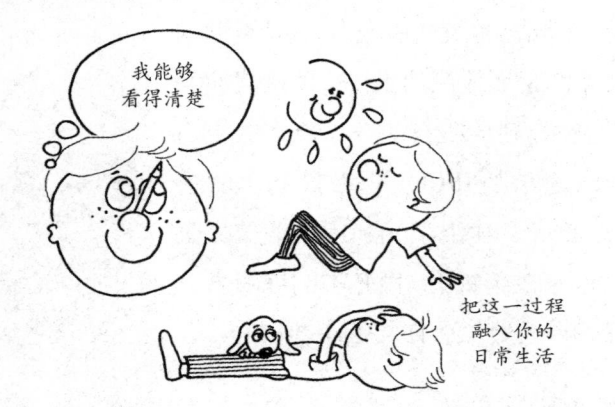

支持你的想法。通过对思维和情感模式的讨论,记录下你自己的洞察力、目标和主张。将这一过程融入你的日常生活。

清除近距离模糊:远视和老花眼

时时刺激"边缘"和"勾画"。除了你的不间断的柔和运动,偶尔拿起一些东西,拿到近处来勾勒轮廓。可以是一朵花,一粒小鹅卵石,一片树叶,你的手表,你自己或别人的手。

和这种近-远摆动交朋友,并且经常使用它。让它成为你生活的一部分。将它融合进你的其他活动,比如阅读、缝纫、办公室工作和烹饪,每天做几次。

用手掌盖住眼睛,使眼睛放松,每天至少5分钟。当你的放松在增多时,想像距你近的物体。

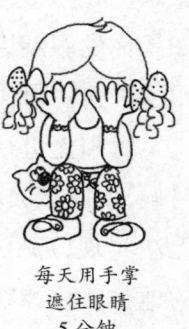

每天用手掌
遮住眼睛
5分钟

支持你的想法。记录下你自己的洞察力、目标和主张。将你自己积极的想法融合进日常生活中。

任何距离的模糊视力几乎都来源于对放大镜和双焦点眼镜依赖性的增加。它同样也发生在任何不同类型的折射错误的人群身上,尤其是度数深的人。这种挑战性的状况意味着,你要做已经提到的所有的令人惊奇的视力改善游戏。但是,要从简单的开始。先做最基本的三个——用鼻子铅笔勾勒轮廓、沐浴阳光和用手掌盖住眼睛。给你自己足够的时间来改善视力。做基本的练习来首先改善远距离模糊,然后再进而发展你的近距离视力。

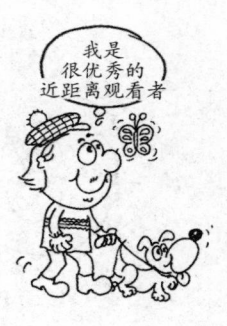

我是
很优秀的
近距离观看者

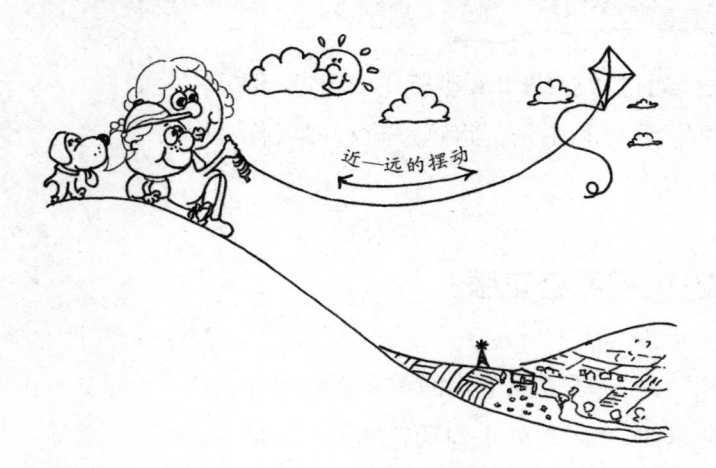

近—远的摆动

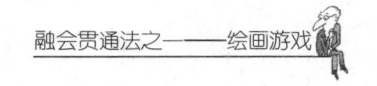
绘画游戏：拓展清晰范围

让我们在这样的概念里解放自己，这种概念就是视力只能在白底黑字的视力表上才能得到测量和改进。让我们给我们的视力和我们自己一个对清晰视力增强信心的机会，通过使用愉快的、色彩斑斓的和舒适的影像方法使得我们的视力变清晰（比如自然的图像）。不久的将来我们就可以带着这种不断增长的信心来看视力表了（见附赠的视力表，一定要确认在有足够的信心时，才能使用），或者看眼光测试表。但是对那种强烈的想要马上看见的渴望要警觉。用一个大哈欠和一个你在练习从容看见时的想像来转换这种企图。

找到一张你喜欢的照片或画。拿一张有自然风景的图片或照片。建议用大景观，比如山峦、河流、辽阔的天空、鲜花和动物，或者用这本书的封面。

舒适地坐好，手里拿着你选好的图片。装上你的鼻子羽毛，从一边到另一边，从上到下，扫描你的图像，扫

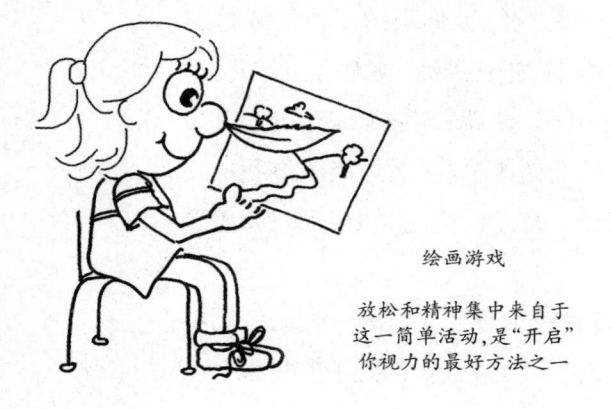

绘画游戏

放松和精神集中来自于
这一简单活动，是"开启"
你视力的最好方法之一

描几次。让你的大脑接受它。吸收从图片上的景色中得来的印象。这样连续做两三分钟。

闭上你的眼睛。在你的鼻子顶端放上你的神奇画笔。画上此刻你大脑正在想像的任何颜色。做这个练习的时间可以长，也可以短，根据需要而定。

假设你的这个视觉世界是块巨大的帆布。在你的视觉世界中描画你刚刚吸收的对风景和景色的最新的印象。首先从占据最大空间的色彩开始——天空、山峦。然后渐渐进入小的细节。在你的风景中自由地加入任何你想加入的细节和色彩。加进去动物、鲜花，或者飘落的白雪和飞驰的骏马。你正在想像里从你对照片和图画的经历中离开。在你很愉快地画了一阵之后，睁开你的眼睛，再次扫描图片。你注意到，在你闭上眼睛的时候，在你和它的潜能游戏时，它也许又获得了一些新的品质。颜色也许显得更加鲜艳了。细节也许从你那里跃然而出。它也许变得更加三维化了。可能它表现得更真实和生动。亮处和阴影有更多的对比。如果任何或所有这些事情成为事实，那么你已经推进了你的视觉敏锐度。从这一简单活动中而来的放松和精神集中，是"开启"你眼睛视力的最好方法之一。很重要的一点是你"进入"这个游戏，并且享受整个过程。如果你忘记了时间，你就知道，你完全沉入其中了。那么，经常被问起的问题"需要多久才能改进我的视力"就变成了多余的问话。真正的问题是"今天我希望要怎样的视力"？

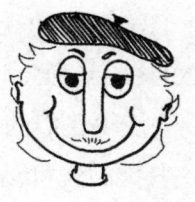

绘画游戏可以一段时间重复几次。每一次，另一层的细节和清晰度都会形成。平面的照片将会变得那么生

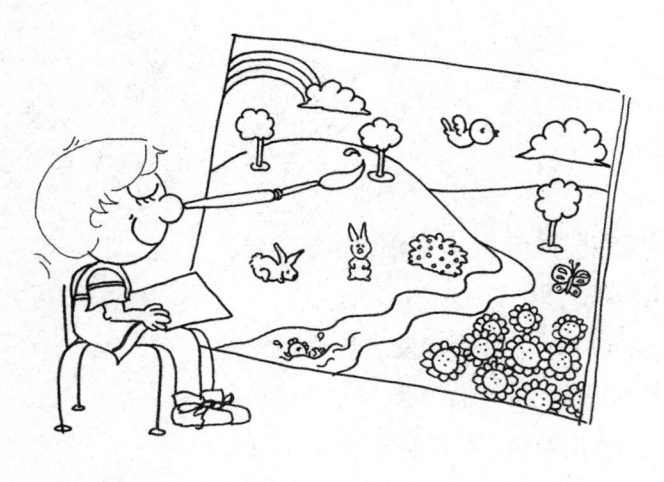

动,你会认为你在乡间旅行。

在你和照片一起练习了一阵这个游戏后,将整个过程转换到其他事情中去——你花园中的一棵树,或家里的一盆鲜花——任何你喜欢看到的东西。

这个活动的收获将自行出现。完全自发的清晰或者视觉的闪现将产生。它就好像你能够给你的先天自然视力一张通行证,允许它出来,向世界致意。做绘画游戏并自己享受其中的乐趣。

来做最喜欢的游戏

我建议你选择你喜爱的活动,而且经常做这些活动。选择一些让你最舒适,感觉最容易的活动,当你做这些活动时,你容易"沉入",因为你享受那种过滤的感觉和思维。

记录下所有基本活动中你最喜欢的项目。在你列出一个目录后,做一些描绘活动:"在我做我喜欢的活动

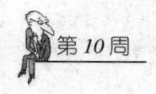

时,我看上去是……"

做最简单的游戏

如果你下班回到家里,又劳累又疲倦,你也许会认为再做这些视力游戏真是太累了。

我保证,这些活动起的作用恰恰相反。当你疲乏的时候,这些活动会帮助你放松,并使你活跃起来。

坐在椅子上,打一会儿哈欠,或者躺下并用手掌盖住眼睛。闭上眼睛画画,就画最简单的形状。很快,你就发现一天的疲劳从你身上跑掉了。不用担心视力表和随身用具。你将会在其他时间用到这些,比如在你精力充沛的时候。现在是放松和休息的时候,享受安静的时刻,想像最简单的影像。

让你的头脑对那些看上去不合常理但实际上可能成为真理的观念打开。就在此刻开始,去进行微小的改变。在你自己的方式中,在这里或那里注入新的习惯。这些简单的活动最终将会使你的视力得到改善。

改善视力的最好方法——小蹦床

改善视力的最好方法之一是,在你的写字台或电视机旁放一个小蹦床,轻柔地在蹦床上蹦跳。幅度小而稳健的跳跃将活动你的淋巴腺和循环系统,赶走疲劳。它同样放松眼睛肌肉,使眼睛有更好的飞快扫视活动。在小蹦床上活动 5 分钟后,你的思维会更清楚。

第11周：融会贯通法之二
——开启你的左右脑

　　我对此抵触了很长时间。"太单纯了，"我说，"我们对此知道的很少，大脑是很复杂的。"我把这个问题交给我的左右半脑很长时间了。它们也对我置之不理。之后的一天，有个人让我看了一个大脑游戏。一时间，这个问题变得有意义了。我能够逐渐地感受左右大脑都"开启"的效果。在开启程序背后的游戏理论为我填补了一些空白。它可以提高恢复自然视力的成功率。我的朋友，保罗·丹尼森，教朗读有困难的孩子流利地朗读和写作，他的方法是用肌肉测试的乘合金、顶点平衡和交叉爬行来重新连接大脑电路。当整个大脑都启动了，任何学习、重新学习、康复、获得新技能，或者消除内在创造力的障碍就变得容易得多。

右脑和左脑

　　很多年以来，人们知道来自眼睛视网膜的神经信息是被传播到脑后的视觉皮层上的。近期更多的研究表明，实际上是大脑的其他部分对看的过程做着贡献。视

力是和人的智力思维、整个身体的协调性、情感及在太空的方位相关联的。关于这些相互关联的功能,美国的神经科专家通过对分割大脑的研究进行了追踪。以下是一个示意性的图表,描述了人类大脑的左右脑功能的区分。请记住:这些图像和图表,只是对实际发生的错综复杂事物的简单的比喻。

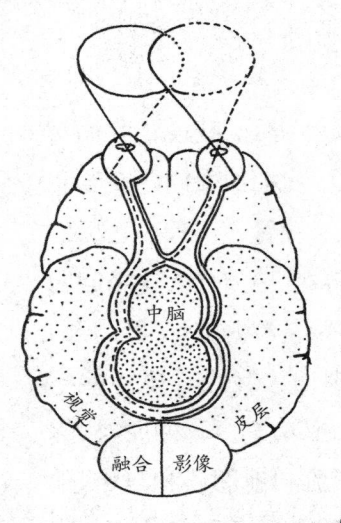

左脑功能	右脑功能
右手控制	左手控制
听觉	视觉
时间意识	空间意识
数字技能	音乐欣赏
总结	开始
拆散	组合
紧张	放松
推理和逻辑	直觉和精神
认可	感觉

内向	外向
集中	分散
理性	感性
客观	主观
努力尝试	等待结果
学习新知识	自动地习惯
注意细节	看到全局
写作语言	有见解的思想

开启和关闭

右图是对某个人的分析类推,这个人每时每刻都在思索,希望看得清楚,处于近视眼状态,身体和情感都处于紧张压力之下,这个人有极大的能量和潜智,只是这些能量和潜智都被束缚在一个"结"里了(这个人可能生来就是右或左脑显性)。

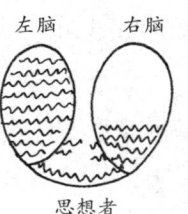

思想者

这里还有个人,他趋向转换到右半脑,这个人浪费了很多时间在"飘飘然"的状态。他们在大的百货商场感到手足无措,只好回家。他们是奇妙的梦幻者。但是要想深入到细节,是很困难和痛苦的。他们趋向远视眼,热衷将他们的想法蔓延到太空和梦境中。

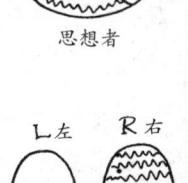

梦想家

一个半脑统治另一个半脑的问题经常会出现。很显然,我们生来就对创造力和音乐感到更舒服,而对数学和分析就差些,或者反之亦然。那些右脑主宰(梦想)的人在一种左脑(分析)文化中,通常会因为不被重视而不高兴,或者在聚集了"玩命努力工作"的科学家或商人的氛围内,会觉得格格不入。这对我们了解我们的支配方式有很大的帮助。然而,不管你是右脑知觉倾向的人,还是左脑分析能力倾向的人,最为重要的因素是在日常生活中两个半脑的融合。这对一个了解自我的人,一个幸福、健康和有创造性的人,有重要的意义。当左右半脑融合起来时,我们就能够看见一个影像并且形容它。我们想要最大限度地让能量从大脑的一侧向另一侧流动,从而制造一种双重支配的局面——完美的活动能力和两个半脑的相互交换。

右图代表了一个在所有的能力方面都功能良好的人。两个半脑都处于"开启"的状态,对所有回应的能力做着贡献,并且很有激情地投入到生活的所有领域。

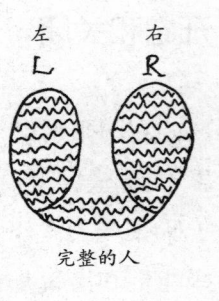

完整的人

在视力学习班上,这个人可能既不是近视眼,也不是远视眼,但是可能是老花眼,或者在生活中有相当的压力。这个人也许在进行平衡节食,远比正常的水平健康,接受知识很快,对事物做出"是"的评论,每天多次进行视力练习。如果我说我要做什么事情,那么就没有任何理由不去做,是吗?这是一个自治的人,他对新思想开放,并且将新思维贯彻实施。

人们发现半脑间的转换和婴儿期的爬行次数有关系。这一阶段(8个月到10个月之后)是我们的感觉系统穿过婴儿的中线成长的时候。爬行为我们今后的阅读和写作行为做了准备。在阅读和写作当中,我们的眼睛、手和大脑将会在纸张的中线左右跨越移动。

爬行的事实给我们一个启发。我们成了空间的主宰者。任何禁止这种至关重要的爬行的行为,都可能对"关闭"趋向产生促进作用。在爬行时,我们的右手和左腿是一起用的。

　　一个能够对身体运动"开启"的人,能够把网球打得很好,能够创造优秀的个人关系,但仍然对眼睛"关闭"。另一个人可能对自由表达自己的感情有困难,但是综合运用视觉系统的能力却可能很强。我们要认可这种优秀的摆动模式,并且利用这些方法来帮助我们完成全部的大脑活动。那些成为根深蒂固的开启者的人,能够让我们自己成为"开启者-保持者"。我们这样做得越多,就能越多地了解我们自己,并且能够理解和推动其他人的健康和幸福。成为"开启者"是一个学习和成长的机会。

开启左右脑

　　走向开启的第一步是让我们的注意力回转到神经系统和爬行。如果你喜欢,就可以按此来做:趴在地板上,开始爬行。但是我们有一个可以站着进行的活

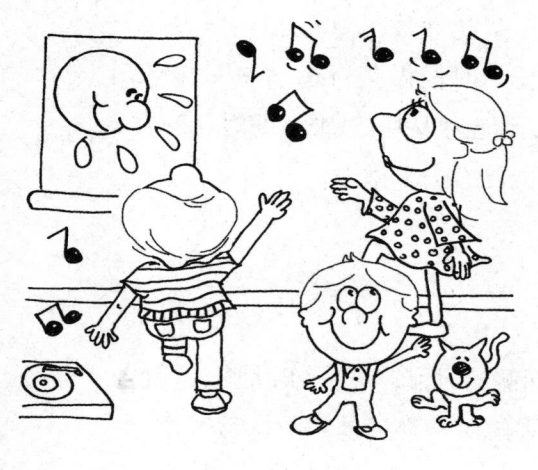

动——交叉爬行。站直，同时抬起你的右手和左腿，放下。再抬起你的左手和右腿。就这么简单。当你的身体在做这项运动时，你同时也在刺激大脑的两个半脑。刚开始，你可能觉得怪异。如果你是运动员，你会做得更容易，不用那么多的精神努力，如果你开始经常做爬行运动，你受伤和发生事故的次数都会减少。伴随着音乐做爬行运动。如果你看左上方，在那里画一个逆时针的圈，你的右脑会受到刺激。如果你看右上方，你的左脑会受到刺激。我们希望，你在爬行时，你的凝视最终可以透过空间在任何方向自由移动。

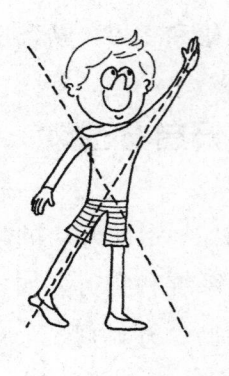

由于大多数视力模糊的人把努力放在观看上，普通的指导是，在爬行时向左上方看 30 秒，然后通过画一个懒懒的 8 字或用你的鼻子铅笔勾勒一个很大的标志，此时爬行应继续进行。这种头脑的"交叉"和你身体运动所做的"交叉"相符合，你身体的交叉运动同时开启了你的大脑和眼睛。

在进行视觉改善游戏之前，先做 3 分钟的交叉爬行运动（为了视觉改善游戏可以达到最佳效果）。

在你感觉"开启"的任何时候做爬行运动——恼怒时，没有灵感时，紧张时，无能为力时，思维堵塞时，疲劳时，视力模糊时，神经质时，注意力分散时。

大脑多样性

一些人有很固执的同侧的习惯，只用一侧大脑，这就要求更多的个人注意力来解决和警惕他们的这种习惯。

这些人是不会通过爬行运动使大脑得到开启的，他们要采用其他的调节方法。世界上大约5%的人口将他们普遍的右脑功能闲置在大脑的左侧，反之亦然（否则世界就会太单调了）。这些人向右上方看，来刺激影像和空间韵律，向左上方看，以刺激口头表达能力和数学能力。

如果你在扫视左上方得到了开启（或者沿逆时针方向缓缓移动），或者是因为你扫视右上方而得到了开启（沿顺时针方向缓缓移动），如果此刻没有教师可以马上指导你，那么你就要努力为自己做决定了。如果你怀疑自己处于一种过于紧张、过于集中和过于警惕的状态，那么来做鼻子运动，用鼻子去沿着逆时针方向缓缓地移动和勾画。如果你感觉大体上你是平衡的，就沿逆时针方向提高你已经存在的很好的自我意识。

如果你趋向朦胧、模糊和梦幻，那么让你的运动方向慢慢转向顺时针。如果这样也无法帮助你感觉更平衡和综合，如果经历了活动转向相反的方向，仍然无法帮助你，那么你就应该努力去寻找这些书中列出的方法：《自然视力改善》、《为健康的触摸》、《教育运动机能学》。查看这些书的目录，寻找在视力改进领域的更多方法。

如果以下的一种或多种情况发生了，那么你已经进入了一个综合的"开启"状态：

1. 视力明亮而清晰了。

2. 呼吸放松和缓慢了。

3. 一种和谐的感觉来到你身边。

4. 你的脖颈和肩膀放松了。

5. 世界显得更温和而更受欢迎了。

6. 对自己能力的信赖产生了。

其他开启左右脑的方法

为了清除情感的扰乱,用手托住前额。思考令你受尽折磨的情形,回忆那些可能造成这种情形的所有因素,想像它直到最后。感觉它由沉重变轻松了,因为你伟大的"问题解决者"——大脑说,"一切都很好,一切都会愉快地解决。"在用手托前额时,将我们学过的影像转换运用进来。你的手指就像是磁铁将大脑的能量拉进大脑的左右半脑,大脑的能量来自脑茎底部,在那里能量可能已经被容纳在一种恐惧或焦虑的反应之中。

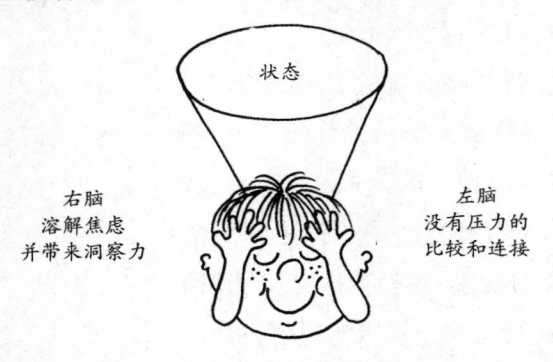

手指轻柔地在眉毛上按压。你的手指在召唤生命的能量,这一过程是通过你具有创造性的大脑进行的,因为你的大脑有进入直觉解决办法的途径。这些灵感随后流过你的左脑,在那里它们可以被明确表达出来,对某种状态的担忧和关注就化解了。当担忧减轻了,你的左脑就有了放松的空间,它就可以清楚地分析事态,并且提出解决的方法。

现在我们有机会来发现无意识的抵触,这些抵触可能已经使你在改善视力的过程中很沮丧了。通常在课堂上,我们会要求大家说,"我要改善我的视力。"然后发现他们的身体肌肉变得疲软了。这显示出,因为一些隐藏的情感上的原因,看清楚的想法实际上关闭了他们。同样,他们的声音中缺少自信,这暴露了潜在的犹豫不决。

用手托前额的学生在做这一动作的一到两分钟之内,同时在大脑里默想以下的想法,"我要在不戴眼镜的情况下看清楚","我能够不戴眼镜就看得清楚",甚至"我现在就能够不戴眼镜看得清楚"。在这些想法的伴随下,能量重新显现在右脑中,在他们高声说出"我要改善视力"的时候,他们的身体肌肉变得强壮了,他们的声音中充满了希望,他们对改善视力有了足够的信心。

当人们因为任何原因变得紧张和焦虑,这些关闭你的因素可能会突然启动。特定的环境、任务,或者情形可能成为触发点,使你的感觉很糟。对你生活中的一些可能关闭你的因素提高警惕。比如:

1. 视觉环境:比如百货商场中的便宜的人造地毯,荧光灯,破坏性影像的生活图片,"消极"的环境,甚至是高低错落的壁纸(视觉同侧的象征)。

2. 情感的变换:比如有人对你生气,不赞成,怀疑,有人很没有人情味,很不受人爱戴,多管闲事,苛刻,或有人对你不负责任。

3. 营养:比如糖分可以影响你,小麦也可以。在你疲劳时,吃点东西。

4. 个人的职业:比如当你不得不介绍自己的时候,

对某人证明你的存在是正当的，口头为自己辩护，或者别的方式，参加一个决定你生活的考试，参加视力测试。

如果你是平衡的，综合的，那么以上的任何一点都不会影响到你，或起码不会长时间影响你。如果你很容易受影响，以上的任何一点都可以造成你启动同侧功能。为了使你自己尽快而有效地重新恢复平衡，我建议你参与以下的运动。

重新平衡的想法

利用身体运动：交叉爬行，舞蹈，行走，跑步，拥抱。引入视力符号：自然风景，微笑的脸庞，字母，流动模式，鲜花，你喜欢的色彩。利用按摩和有意识的思维模式来开启你的整个大脑，进行情感转换。

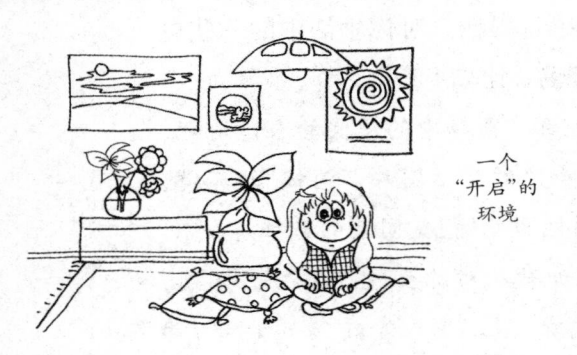

一个
"开启"的
环境

通过对肌肉的实验发现，使用一定的字词和句子，无论是说还是想，都将会影响涌流流向半脑。比如你说，"我看不见"，"不"字对进入你生活的新事物关上了门，这些新事物来自你未知的能力和你的右脑。

如果你说，"我目前不能看"，"目前"是含蓄的，让门为未来发生的事情敞开着。

与其说"我看不见路尽头的路标"或者"我无法在餐馆的朦胧光线下阅读"，不如说"我不能够"（表明是由于外在的原因，而不是由于视力不好而看不见）。

审视以下的句子，它们可能影响你。

"我的眼睛很差。"

"我的眼睛不好（很差）。"有时母亲在孩子能听见她们谈话的情况下这样说，她们是这样形容的，"他的左眼不好。"

"我的眼睛没有希望了。"

"你没有什么能帮我的。"

这些声明从何而来？它们堆积在那里，可以关闭通过自我康复而改变的能力。

为了提高大脑综合能力，让我们说，"我的眼睛准备好了改变。""我的眼睛愿意。我们（父母和孩子）愿意为改变现状而做些事情。""我的眼睛将有反应。我也会有反应。""让我们来做吧，看看会发生什么。"

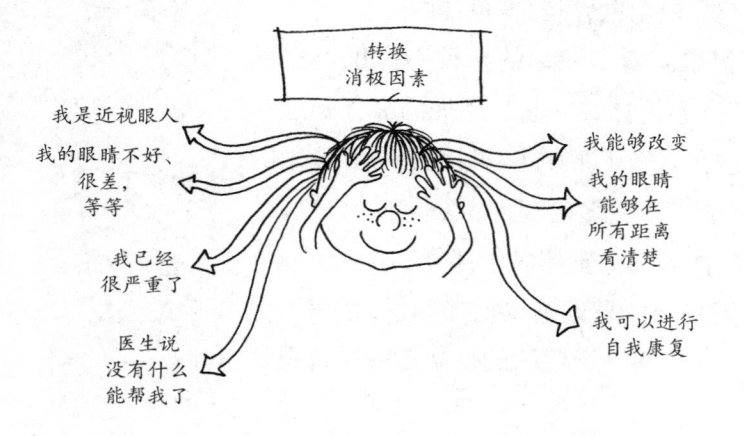

第12周：融会贯通法之三
——调动你的左右眼

融合的好感

用你的左手挡住左眼一会儿。现在你在体验由你的右眼创造的视觉世界。轻柔地移动你的头，注意这个眼睛看到的事物——质地，音调，感觉。让我们来称呼这个右眼视觉世界是"草莓"世界。

放下你的左手，用你的右手挡住你的右眼，展现由左眼呈现的视觉世界。它来自稍微不同的视觉角度。色彩也许不同，你内在思维的流动可能有细微的差别。让我们来称呼这个左眼视觉世界是"香蕉"世界。

让两只眼睛都暴露着。在你的精神厨房里，把"草莓"世界和"香蕉"世界搅拌在一起。用你的鼻子扫过这个由双重美味创造的氛围。拥有从两只眼睛合并而来的能量和信息，你就能接收更多的深度，色彩等等，这些是单独一只眼睛无法体验的。整体多于部分。

来自你两只眼睛的信息流过视觉神经，回到位于你脑后的视觉皮层。来自每一只眼睛的一半信息穿过视觉交叉中枢。

右眼视觉世界
是"草莓"世界

左眼视觉世界
是"香蕉"世界

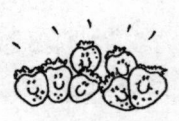

二者搅拌在一起

这导致在大脑的右视觉皮层从两只眼睛的左视觉领地接收数据。左视觉皮层从两只眼睛的右视觉领地发出信息。我们的大脑于是收集左视觉领地的输入,将其和右视觉领地合并或融合。这种连结两个数据领地的行为在这本书里叫做"融合"。这种第一层次的融合被专家叫做"融合视力"。我们将在"大门"一节中对此有更多的阐述。

融合的感觉

舒适地坐在椅子上,让你的脚放在地面上。或者你可以坐在地板上,双腿盘起交叉。在你自己的眼前举起手,双手相距60厘米,两个手掌相对。做几个放松的深呼吸。感觉能量从你的手掌上散发开来。现在,缓慢地将手并在一起。当它们相互接近时,将手指相互交叉,并停留在这个位置上。让你的大脑接收和吸收这种敏感的感觉,这种感觉来源于双手紧握的联合和能量的合并。此时你的大脑和头脑就发生了以上的情况,请求联盟的这种感觉出现在你脑后部,并且进行以下的融合游戏。

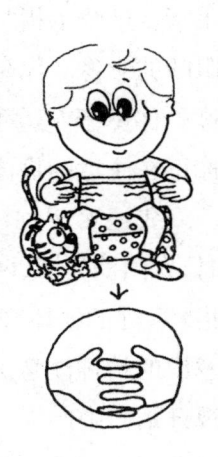

大门——融合水平之一

将你的手指直接放在你鼻子前方10至12厘米处。用你的鼻子铅笔勾勒远处的东西。

此时你的精神注意力也在远距离,你也许会发现出现了两个手指。那说明你现在感觉到"大门"了。你的大

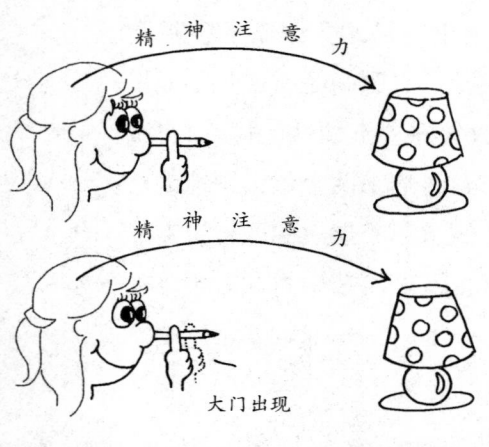

脑在融合远距离注意力中的物体,而不是融合你面前的
手指。这个手指"大门"允许你注意到分别进入你每一只
眼睛的影像。你鼻子右边的手指是"香蕉"世界(左眼)影
像。你鼻子左边手指的影像是"草莓"世界(右眼)影像。
你正在注意的物体和在远距离缓慢移动的物体融合了。

　　我还希望你注意到,在你把注意力移到你的手指
时,大门消失了,两个手指立即合二为一了。你融合了手
指。远处的物体现在变成双影了,而且朦胧了。不管你有
意识的精神注意力在哪里,融合就在你神话般的飞快扫
视舞蹈当中产生。不可思议!当融合自然地发生时,你的
视觉感知系统在没有疲惫、疼痛和烦恼的状态下发挥其

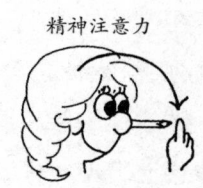

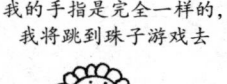

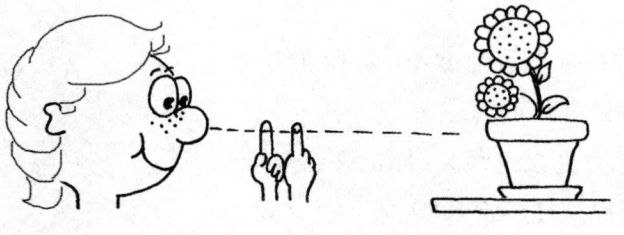

功能,效率很高,学习新东西变得容易多了,与此同时,
你的眼睛保持放松状态。

当你的注意力在远距离时,两个手指的出现是我们
所希望的。它意味着你对来自你两只眼睛的信息是在进
行有意识的存取。如果你有两个相等的手指,就直接跳
到珠子游戏去。但是,请确认照到手指上的光线是均匀
地从两侧过来的。否则,你的大门影像会不均等地出现,
这时你仍需要继续下面的练习,直到你感觉到有两个相
等的手指出现,你才能进行珠子游戏。

圆环

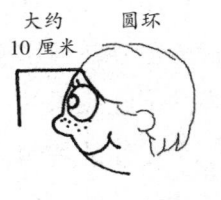

给你自己制造一个圆环。它会代替手指,让你的手
臂休息一阵。

做一个圆环,在靠近鼻子的部分用彩色胶带缠上,
这样使用圆环,孩子们会觉得更有趣。在做前面提到的
飞翔游戏时,非常适合戴圆环,因为它将融合和飞快扫
视运动结合在一起。它同样对阅读运动有好处。

在大门不平衡时

如果你有"坚实"的手指,它呈现出模糊或"可怕的"
样子,这是一种不平衡的迹象,一种能量在你视觉系统
流动不平衡的迹象。通常可怕的手指和你的一只眼睛是
相应的,这只眼睛比另一只眼睛更模糊,也更紧张。模糊
的眼睛不是"更弱"或者"不好",它将对放松和"开启"回

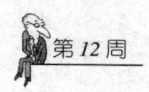

应。决定遮住哪只眼睛呢,请记住大门的右侧影像属于
左眼,反之亦然。遮住对大门反应最强烈的一侧的眼睛。
戴上眼罩,再做一些运动。拿下眼罩后,做以下的活动。

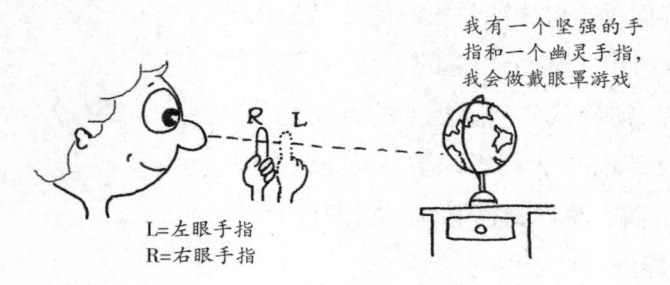

我有一个坚强的手
指和一个幽灵手指,
我会做戴眼罩游戏

L=左眼手指
R=右眼手指

　　用手掌遮住眼睛,去希腊的一个小岛旅行,那里古
代的遗迹在悬崖峭壁之上,耸入瓦蓝的天空。站在6米
高的饱经风霜的白色巨柱前,想像大理石柱子的坚实,
一个在你的左侧,一个在你的右侧。用你的鼻子铅笔来
勾勒柱子,一次勾勒一个柱子。就在你的鼻子铅笔勾勒
位于柱子中间远距离处的橄榄树时,同时想像两个柱
子。柱子是配偶,相互平衡,在它们之间取下古典风景。
睁开你的眼睛,并且继续下去。

　　用一支颜色亮丽的笔画一个大门。闭上你的眼睛,
假设你的铅笔和门柱力量是均衡的。用你的鼻子铅笔为
每一个门柱粉刷漂亮的颜色,继续粉刷和想像,直到你

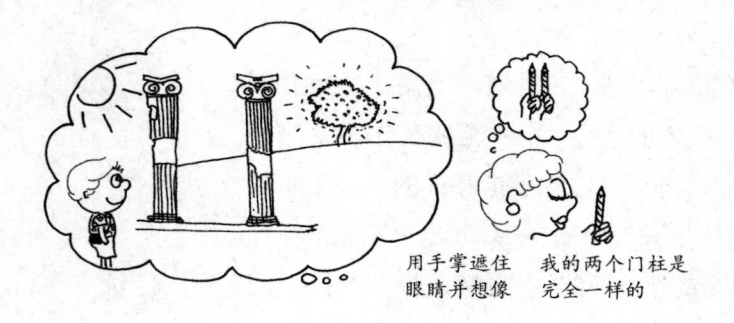

用手掌遮住　　我的两个门柱是
眼睛并想像　　完全一样的

的头脑被说服了,两个门柱是一样的。在你呼吸时小声自言自语,"我的两个门柱是完全一样的"。保持住这种想法,让你的眼睛"睁开"。继续想像。你也许会注意到,组成大门的影像在强度和亮度上更加均衡了。经常做这个运动,直到你的大门平衡了。

在没有大门的时候

如果你没有两支铅笔,那么你大脑的一个半脑可能关闭了或者"睡着"了(如同弱视或斜视),那就需要刺激。在这种情况下,在做完前一周中介绍的交叉爬行运动,就要做本周中提到的戴眼罩的游戏了。

大门很有可能在耐心的想像中出现。闭上你的眼睛,想像在你前方的两支铅笔。继续记住"大门"的出现,然后睁开眼睛。在那一刹那,两支铅笔可能同时出现。连续这样做几次。有时在黑暗房间中的一点蜡烛或小电筒的光,会更好地帮助你唤起大门的第二个影像。

还没有大门吗?那么让我们自己来制造一个"幻想融合固定器"(见本书附赠的道具)。

拿一个纸板,理想的纸板一面是红色的,另一面是绿色的,或者一面是蓝色的,另一面是橘黄色的,或者一面是黄色的,另一面紫罗兰色的—— 总之是互补色。将不同颜色的两块纸粘在一起,或者自己画一个纸板。

在纸板的一面贴上一张画,这张画可以是鲜花或者动物等等,只要它的颜色和这张纸板的背景颜色形成对比,让纸板的另一面空着。

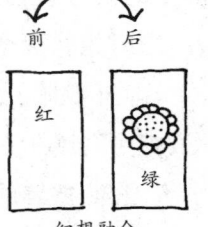

幻想融合
固定器

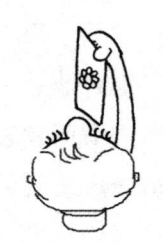

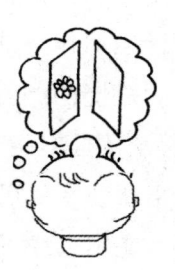

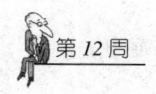

在你的鼻子面前拿住这张纸板，让它足够靠近鼻子和面孔，那样你的右眼只看到它的右侧，左眼只看到它的左侧。让图案贴近那只你希望被唤醒的眼睛。

用手遮住你的右眼。记住你用这只眼睛看到纸板一面。

用手遮住你的左眼。记住你用这只眼睛看到纸板一面。

现在把两只眼睛都闭上，想像左眼一侧的纸板在你鼻子的右边。想像右眼一侧的纸板在你鼻子的左边。现在，同时想像两个侧面。我知道这很有趣而又奇特。

睁开双眼，如果纸板的两面在同一时间出现，就说"太棒了"；哪怕是相差1秒钟，重复这个活动，直到你有了巩固的、持续的、同时产生的视力。

恍惚的眼睛

那种飘忽不定、恍惚的眼睛很多时候是由于眼睛外围肌肉大面积长期紧张而造成的。痉挛的肌肉在一个方向造成连续的伸拉状况，会妨碍眼睛的自我调节。

我们推测自由大脑（身体）的沟通将有助于缓解神经支配的紧张肌肉，这种大脑（身体）的沟通来源于交叉爬行运动和"开启"技能。有些时候，人们通过外科手术来治疗恍惚的眼睛，但是其效果通常是表面的，如同化妆，经常是不能治本的。通常没有人可以为通过外科手术来帮助恢复视力打保票。

在本书中的所有放松练习将会帮助人们放松紧张

的眼睛肌肉,包括那些内隐斜(内斜眼)和外隐斜(外斜眼)。这样的情况需要一个有执业资格的医师的帮助和辅导(本书配有咨询热线)。但是,如果没有一个医师可以在你身边,通过各种普通的视力游戏和活动也可以放松你自己。然后使用在"在没有大门的时候"一节中描述的每一种游戏。

所有这些偏离的眼睛都能得到帮助,甚至是通过一些更特定的游戏来帮助。我们的渴望就是最终能使两只眼睛在同一时间围绕同一个点在转动。

给恍惚眼睛的长号

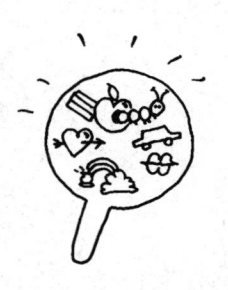

用硬纸板为自己做一个圆形带手柄的卡。由于眼睛总是被动作和色彩所吸引,我们将像吹长号一样来移动手中自制的卡,用以吸引恍惚的眼睛沿着我们希望的方向移动。我们希望过于紧张的肌肉放松,在圆形卡上画上一些明亮的颜色或者剪贴一些图案,来吸引眼睛的注意力(长号道具请见本书附赠的赠品)。

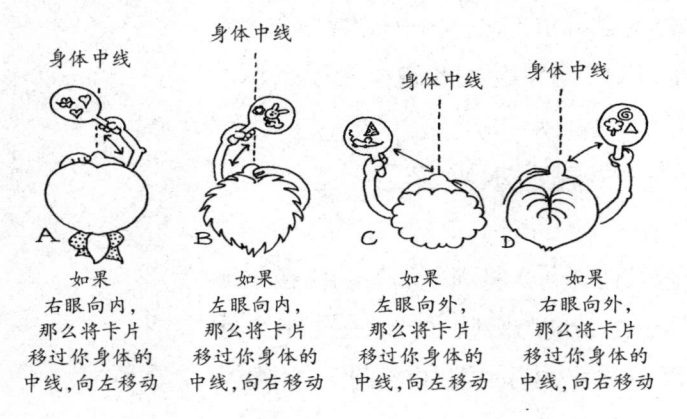

A 如果右眼向内,那么将卡片移过你身体的中线,向左移动

B 如果左眼向内,那么将卡片移过你身体的中线,向右移动

C 如果左眼向外,那么将卡片移过你身体的中线,向左移动

D 如果右眼向外,那么将卡片移过你身体的中线,向右移动

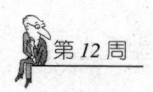

对于趋向向外观望的眼睛,遮住另一只眼睛,并在面前握住圆形卡。像吹长号一样在你身体的中线位置向前向后移动圆形卡,同时注意看卡上的影像变大变小,并随着圆形卡的有节奏的移动而发出"嗯"的声音。嗡嗡的低吟声会帮助骨头颤动,刺激右半脑。圆形卡将眼睛向内吸引和诱导。你可以伴着音乐来做这个练习。

对于趋向向内观望的眼睛,移动圆形卡将眼睛向外方向引导。用手掌遮住另一只眼睛,将圆形卡从鼻子和身体的中线向外移动。同样,在将眼睛向外引导的过程中,发出嗡嗡的低吟声将有助于刺激视觉系统。

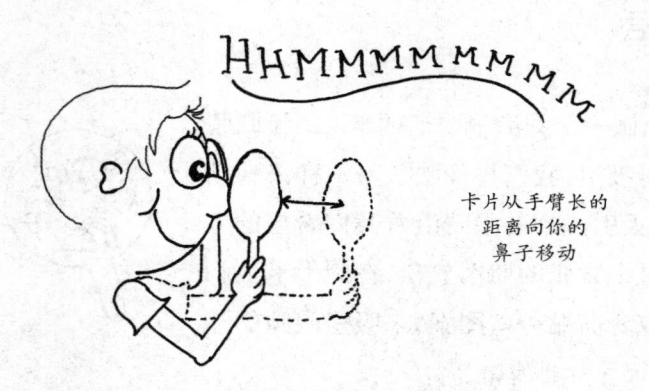

卡片从手臂长的
距离向你的
鼻子移动

如果你至少达到了融合水平之一 —— 大门—— 你将能够享受并提升你眼睛(大脑)协调和融合的灵活性。

珠子上的小虫子—— 融合水平之二

拿一根大约2米长的绳子。将绳子的一端拴在或粘在窗户或椅子上,绳子的高度与眼睛平行。在1米之外的地方,放松地坐下,将绳子的另一端拿在手里。让绳子

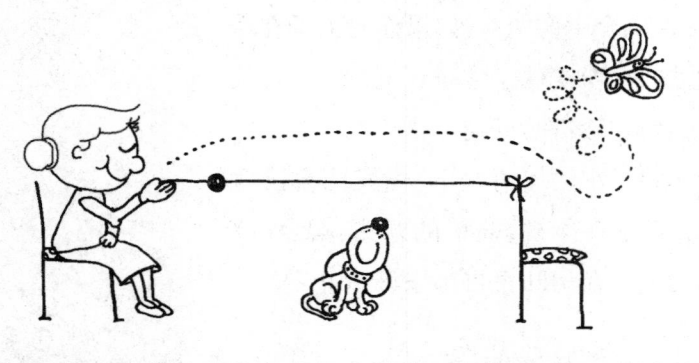

距离你的面颊 15 厘米远，这样你可以很容易地移动你的鼻子和头部。在绳子上拴一个珠子（或者纸夹、小圈、一小团纱等等）。把珠子放在距你的手 30 厘米的地方。

现在你的绳子和珠子都准备好了，闭上你的眼睛，假设有一个小虫子在你房间里飞。小虫子可能是蝴蝶、瓢虫、家蝇等等。给虫子假设一种颜色和一个名字。想像虫子的颜色、体积和虫子的声音。在你培养准确的、灵活的融合时，这个虫子会让你保持放松。用你的鼻子追踪它。它会带领你的鼻子进入一种围绕房间欢快追逐的境地。它在房间里上下飞扑滑翔，悠闲自在地转了一圈又一圈，这个虫子在展示自己。当它准备休息时，它会很高兴地在珠子上落下来。用你的鼻子围绕珠子上的虫子沿逆时针方向画圈。睁开你的眼睛，仍然想像虫子落在珠子上。你是否注意到，当你的注意力集中在虫子和珠子上时，你手里的绳子变成了双线，两条绳子在珠子和虫子附近形成了一个交叉点。啊！你的大门变成了一个大大的 X。你现在正在同时使用来自两只眼睛的信息，而且你的大脑和眼睛是统一的。

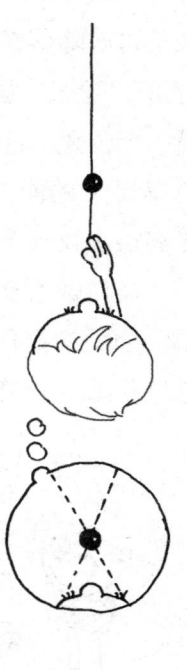

如果你的 X 的交点在珠子上，或者接近珠子，那么

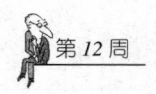

你可以走入下一节"在融合中弯曲"。如果你的虫子在珠子之外远一些的地方,或者在珠子之前的位置上,直接跳到"加宽河流",或者是"珍贵的贝壳"。

如果在这个游戏中,在任何情况下,你发现自己变得僵硬,非常吃力或者是在凝视,简单的办法就是深呼吸、打哈欠,允许你的虫子在房间里再次飞舞。

在融合中弯曲

当小虫子在空中飞翔时,描绘小虫子的空中冒险姿态,同时将绳子上的珠子移到另一个点。然后让你的小虫子再次降落在珠子上。小虫子会坐下来,为自己"梳妆打扮"一会儿。随后重新起飞,此时你再次将珠子挪动到另一个位置。这样重复几次,直到你对自己很快、很容易地得到 X 的能力满意为止,不管小虫子落到哪里,你都能够很快找到 X。

在你做运动时,让你的小虫子在珠子上休息一下。用两个手指捏住珠子,将它在线绳上从近到远,从远到近地移动。微笑的小虫子抓住了你的注意力,因为此时

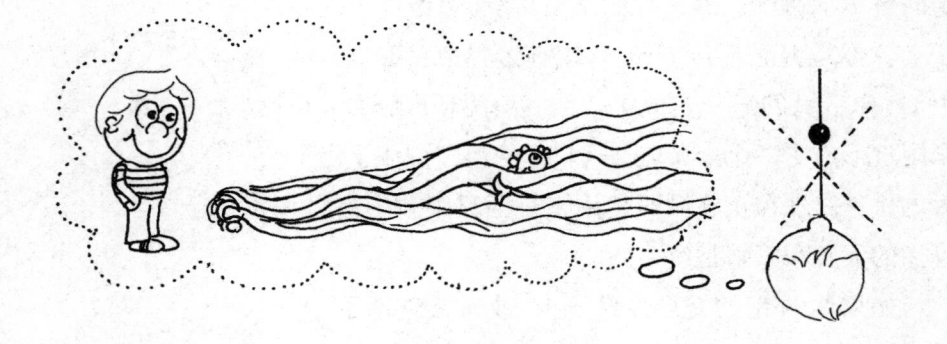

你的手移动珠子,就仿佛它在搭顺风车。你会看见 X 一会儿远,一会儿近地聚焦,和珠子一起变化。这个运动将会弯曲你的肌肉,改变你近视和远视透镜的形状,而此时你仍保持着融合。如果在珠子移近时,你感到眼睛开始紧张,用你的放松能力来减轻紧张。当你已经能够敏捷、灵活和自由地运动,那么你就只需要偶尔地做这样的运动了。

加宽河流

如果你的绳子的 X 在珠子前方,你的眼睛就要向外放松。它们过于集中。停下来,放下你手中的线绳,用手掌遮住眼睛,想像。想像你站在一条河的源头,河面变宽,从你那里流走。勾画河岸,向右侧拓展,再勾画河岸的另一侧,向左侧拓展。见下面的图形。

放下你的手,拿起绳子。借助在你大脑后部的宽广河流的感觉和影像,回到珠子上来。也许你的 X 在珠子上或者接近它。在做这些运动时,注意时不时打个哈欠,来个小小的微笑,这些对摘掉眼镜恢复视力是很有帮助的。

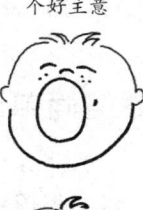

打哈欠是个好主意

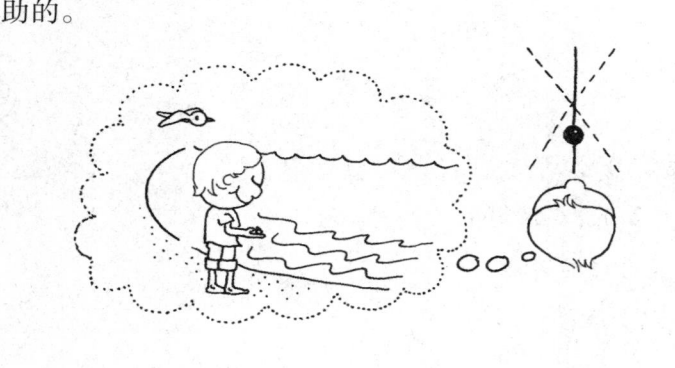

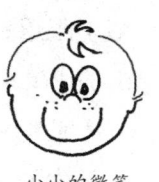

小小的微笑

珍贵的贝壳

如果你的绳子在珠子的远处相交叉，你的眼睛要向内放松。它们分叉得太厉害了。停下来，放下你手中的绳子，用手掌遮住眼睛，想像。想像你站在海边。你手中拿着一块小小的纹理复杂的贝壳。让它靠近你，仔细观察它的美丽。然后睁开眼睛，继续珠子游戏。

你的 X 也许落在接近珠子的地方。幸福的一天！在"恍惚的眼睛"一节中的长号运动会有助于你的眼睛向内带动，从而在珠子上和你的大脑会合。

用海盗眼罩来探测

对任何一个想要分别锻炼每一只眼睛视力的人来说，用眼罩玩海盗游戏是个极好的主意。眼罩可以在一些商店里买到。如果戴上眼罩后你感到紧张，那么它就在起反作用了。眼罩只应该戴很短一段时间，并在戴眼罩的时候练习眼睛放松游戏。

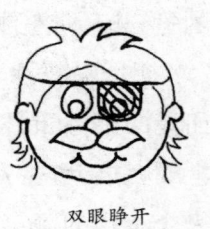

双眼睁开
或双眼闭上

眼罩的简单运动

戴上眼罩，并且做以下运动：

5 分钟阳光沐浴。是的，双眼闭上。

5 分钟用魔法铅笔的勾勒运动。

睁开你的眼睛做以下运动：

5分钟远和近的摇摆调换。

5分钟像鸟儿一样自由飞翔。

5分钟用手遮住眼睛,用眼罩遮住眼睛,同时想像对称和平衡。

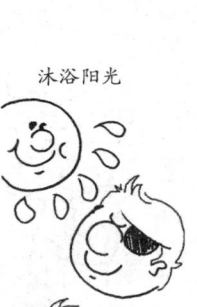

沐浴阳光

在你戴眼罩时,你也许会体验每只眼睛和你自己的不同性格。用分开的每一只眼睛来探索你创造的和感知的世界。

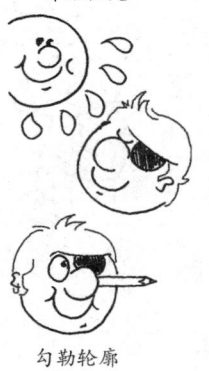

戴上眼罩在花园里待一段时间,眼罩在两只眼睛之间交替地观看花园里的鲜花和树叶。掠过、扫视和探察你领地的形状和色彩。也许它是个新领地,你也许能够发现一些隐藏着的宝藏!

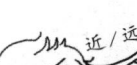

勾勒轮廓

打哈欠,打哈欠,打哈欠。当一只眼睛表现出比另一只眼睛对物质世界更具挑战性时,那么就给它多一些的关注。和它交流,发现它可能坚持的一些微妙的抵抗。戴着海盗眼罩时绘画并勾勒轮廓。

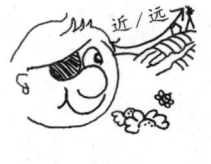

近/远

摘掉眼罩。如果你愿意,你可以换另一只眼睛来练习视力游戏。在摘掉眼罩之后,眼睛睁开或闭上,感觉几秒钟的"大门"游戏,以此重新肯定你眼睛的统一性。

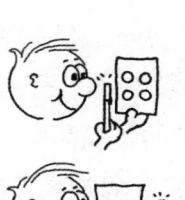

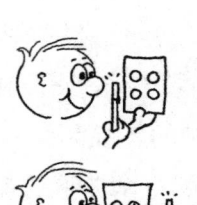

合并圆圈——融合水平之三

如果你有"大门",这说明你的两个眼睛同时在发生作用。如果你的眼睛交叉点在珠子上(你的精神注意力暂停在那里),那么这说明你的大脑和眼睛的合作良好。如果远离珠子,就需要更进一步的融合,它包括将两个略微不同的形象合为一体的能力,这一能力是通过练习

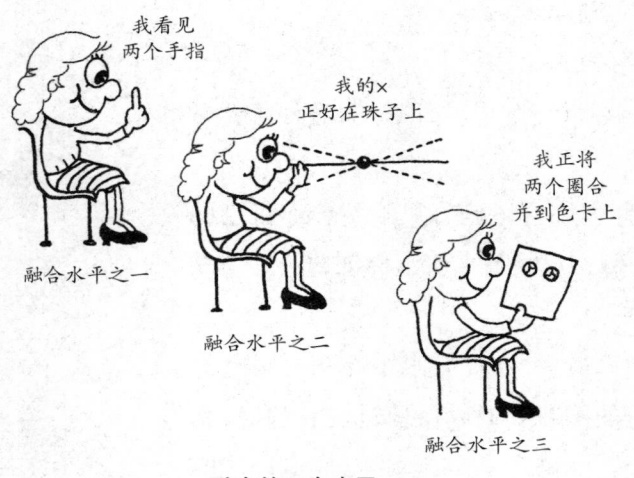

我看见
两个手指

融合水平之一

我的×
正好在珠子上

融合水平之二

我正将
两个圈合
并到色卡上

融合水平之三

融合的三个水平

合并圆圈的游戏来得到的。

将一张彩图（图上有两个圆圈，一个是橘黄色的，一个是蓝色的）放在你眼前大约 30 厘米远的地方。让你精神的注意点落在超出这张图的地方或者不到这张图的地方。（拿着铅笔在图的前方 15 厘米的地方或远离图 15 厘米的地方吸引你的注意力，这样也许能帮助产生效果。）

很快你会看见三个圆圈，中间的是橘黄和蓝色的汞合金。当你低声嘟囔"蓝色"时，你就会看到更多的蓝色正在跳出纸面。当你小声说"橘黄"时，你就会感到眼前有更多的橘黄色。色彩全部在你的头脑中，它不会存在于你的想像和感知之外。

如果你一直看下去，中间的圆圈始终保持一种颜色，例如，蓝色，显然看到这个颜色取决于你视力稍强的那只眼睛，试着将它变成橘黄色，再变成蓝色，最后试着将它保持为两种颜色重合的颜色。

现在很多人被迫坐在计算机前工作,这最终可能会让我们付出很高的代价。代价包括经常地对我们的毅力产生破坏性的挑战,最终有损于我们的精神和身体健康。一位验光师这样说,"在人和机器之间的接触方面,从来没有像目前最流行的视频显示装置那样,设计得那么糟糕。"近距离坐在计算机前,数小时阅读屏幕上的文件和打印的资料是对融合储备的损耗。有些人有很多能量,而且能够使其在相对投入的新工作中起作用(视觉上)。那些没有足够融合储备的人,在工作中就会很沮丧。比如说,银行出纳员,以前从来没有眼睛问题,当他们的老式的可移动的记事本被计算机屏幕所代替时,就会发现他们的眼睛变得疲劳、酸胀,视力变得模糊。你如果发现你自己就处在这种进退两难的局面,那么在一天中就经常地做一下这本书中所介绍的眼睛放松运动。

12 周之后：当贝茨方法成为一种习惯

热爱你们的眼睛

到现在，你已经认识到了用感激之心来善待我们的眼睛是多么有必要。我们宝贵的视觉系统提供的信息占大脑总体信息输入的 80%，因此，你有机会通过改善视力来改善你的生活。大自然为我们提供了一个丰富的世界，树上飘动的叶子、都市和村庄的建筑、人们各色的脸庞，这足以激励你利用从本书所获得的知识，让这个丰富的世界进入你的生活。

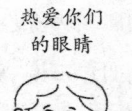

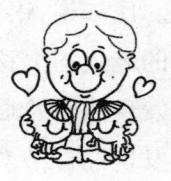

你可以在远足或度假时积累形象和记忆，可以把花园中的鲜花带到办公室里，还可以在你的口袋里带上你的魔法铅笔、画笔和羽毛，在旅途中练习本书提到过的游戏。总之，你可以灵活自由地改变本书中的任何一个想法或做法，使之更符合你的生活习惯，成为你的生活方式。在本书所学的原则和个人体验的基础上，融入自己的创造，用行动去坚持，你将会有新的发现，这对持续改善你的视力是非常重要的。

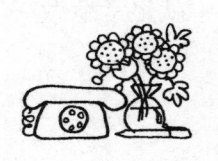

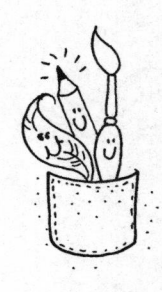

下面所述的计划和建议将会对你的实践过程提出一些指导。首先，要保证在生活中持续不断地进行最基本的运动、想像和阳光浴。其次，要加入一些特殊的项目,比如融合和戴眼罩。另外,我也希望你能接受一些关于饮食和眼睛"分开——放松"的建议。

制定详细的计划

一个包含明确行动目标、时间长度控制和何时完成的详细说明计划会使人感到愉快。它不但能使左脑类型的人平静,而且能使往往容易分散精力的右脑类型的人脚踏实地。我们将用以下的象形文字代码使严肃的框架计划变得更为柔和。我们把所想像的口头指导,以你能接受的方式,转换为图象,使你能够将视觉主题变为生活的一部分。

	勾勒边缘,描绘,持续的活动
	沐浴阳光
	用手掌遮住眼睛和想像
	远近摇摆
	鸟儿舞蹈
	原子视力运动
	交叉爬行
	戴眼罩
	大门
	珠子游戏
	强烈白光
	绘画游戏
	传递情感
	长号游戏

音乐

打哈欠前

增加你自己的象形文字:

　　在制定你自己的计划时,有两个方面要考虑。首先是那个已经贴在你目前视力状况上的标签, 即你是近视、远视还是老花眼(确认后两者之间的区别)? 如果你对自己的"标签"不太能够肯定,那么就去问一下你的医生。其次是你的观点,即你希望自己或者你视力的哪部分得到改善? 我们将根据你对这两个问题的回答,将适当的游戏列入你的计划表里。

　　这里我们给出的只是一个活动参考表。比如,如果你是近视眼,同时也眼睛恍惚,就把相应的象形文字从参考表中抽出来,按照你喜欢的顺序在一个空白的表格重新制定你的计划(可参见本书附表一,读者可沿虚线剪下使用)。

活动参考表

活动								
对近视眼								
对远视眼								
对散光眼								
对老花眼								
对加强熔合做		color plate 4						
对恍惚的眼睛做								
消除情感阻滞								
促进近距离活动				color plate 3				
促进远距离活动								
促进想像力								
"开启"								
一般的培养视力								
对弱视								
促进阅读								

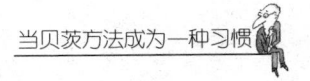

例如,如果你是近视眼,就需要进行更好的融合和
身体运动,这样会使你的生活充满朝气。

							地点	时间	何时
我的标签是	近视							10分钟	早餐后
								每时每刻	→
								任何时候	每一章后
								30分钟	去取信时
我要改善	融合清晰闪现							10分钟	周日
								20分钟	周六下午
为了有趣我要	舞蹈	✕	♪	🍃				通过多次打哈欠	上床前

这个空白的表格是要让你根据前面提供的活动参考表来填写的。

接受循环计划

更深一层来讲，我们知道我们的生命和存在都是在有节奏的循环和螺旋中跳动的。你可以坐下来，停一会儿，想像你自己在向上升腾、沐浴、进食、工作。现在，想像那些能"钩住"你的每天都做的视力活动，描绘活动中的你自己（不要害羞），然后把视力象形文字列入循环的圆圈中（可参见本书附表二，读者可沿虚线剪下使用）。

例如：我喜欢每天早上在起床前用手掌遮住眼睛。我会在向我的车走去的时候沐浴阳光。在办公室，我会坐在办公桌前做交叉爬行运动。在每天吃午饭的时候，我会在户外的公园里做远近摇摆运动。我会在一天工作结束之前整理办公桌的时候做长号运动。在晚餐后，我会在新买的灯下，进行白色光芒练习。当我躺下开始进入梦乡的时候，又回到用手掌遮住眼睛的活动。

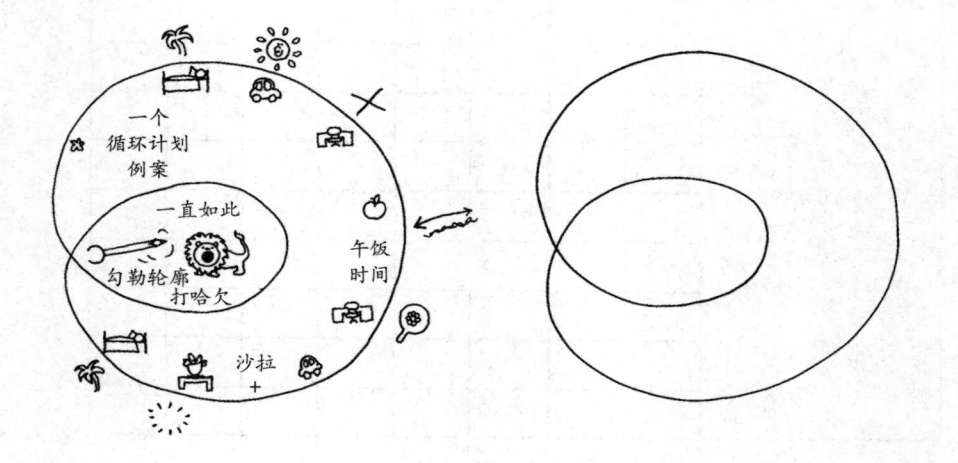

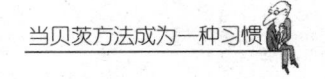

清晰进入视力表

　　想像我和你在一个温馨的阳光灿烂的日子，在吃完蔬菜沙拉午餐后，我们在花园或者在一个小山丘漫步。我们带上鼻子铅笔，勾勒了一阵子眼前的美景，与天空和视觉灵魂交谈。我们一起带来了图片，同时还有所有美好的希望，我们可以进行以下的步骤：

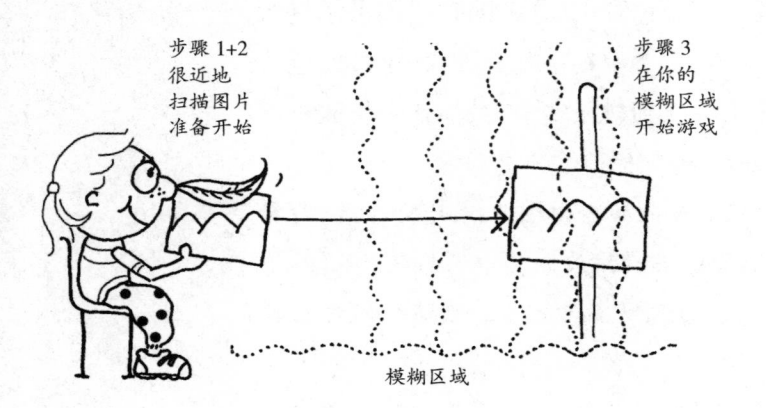

步骤 1+2
很近地
扫描图片
准备开始

步骤 3
在你的
模糊区域
开始游戏

模糊区域

1. 把图片拿到一个你能看见的最佳位置。用你的鼻子羽毛在图片上来回扫描。感觉能够接纳和不羞怯。

2. 告诉你自己你最欣赏图片的什么。

3. 放下图片，它正好走出了你的清晰度的极限，而进入了你视力的模糊区域（不要把图片置于太远的模糊位置）。如果你是近视眼，图片可以一开始时放在 15 厘米的地方，之后可以移到 30 厘米的位置。或者你可以在半米的距离开始，然

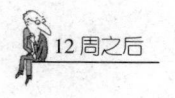

后再把图片放到 1.5 米的位置上去。远视眼的人要做的正好相反。

你可以把图片用透明胶带贴在墙上,或者用一个椅子来平衡图片。做这个游戏最好是在户外,让阳光直接照射到你的影像上。第二个最好的地方是在室内,但是要有从窗户照进来的光线,或者有很强的光线照在图片上(150 瓦的灯泡或地灯)。

你可以通过做任何一种视力改善游戏来使自己放松。你也许想要有 5 分钟到 10 分钟的时间用手掌遮住眼睛,晒一会儿太阳,或者勾勒一些轮廓,你也可以把这些结合在一起。当你感到放松安逸时,你就为把放松和清晰转移到另一个新领域做好了准备。

1. 眼睛睁开,描绘一个远比图片更大的背景,勾勒出图片的轮廓,然后描绘图片中的形状。

2. 闭上眼睛,重复刚才的动作,想像整个图片在你的大脑后面。

3. 睁开眼睛,描绘,并且打哈欠,再次勾勒图片中的形状。

重复步骤一到三,尽可能经常地重复,直到影像开始改变和波动了。它们可能变得更大了,更清晰了,更华美了。你的眼睛可能因为打哈欠而湿润了。(如果你发现你正在试图看得清晰,把图片移近一些,恰好在你的清晰度极限以内。通过最基本的视力游戏、手掌遮住眼睛、沐浴阳光或按摩重新建立你的放松姿势,直到你知道你真的放松了和能够接纳了。)

再次重复步骤一到三。

在这时候你有更多的选择了：

1. 用你的图片做远近摇摆运动。或者你可以在你的
   手里拿另外一张图片，为你在一个近距离点提供
   一个物体来缓缓移动。

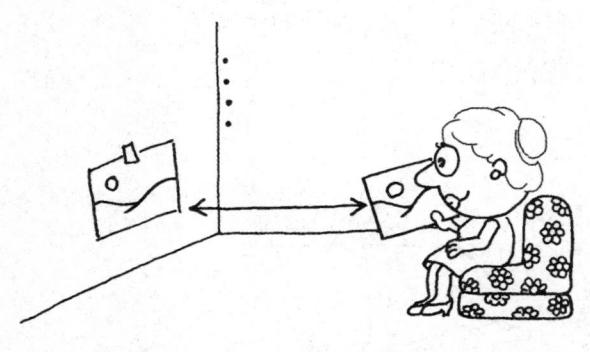

2. 用手掌遮住眼睛，想像你自己在图片中的位置。
   想像自己在散步，注意到色彩、芳香和细节。

这不是测试和衡量你视力的时候。你要集中你的精
力，与此同时放松自己。以前的测量准确的视力表是不
必要的，但是如果你有这样的视力表，完全可以自由地
使用。

把你的图片放在一起，以至于你可以用你的鼻子铅笔
在两张纸之间移动你的注意力。用你鼻子描画这两张纸。

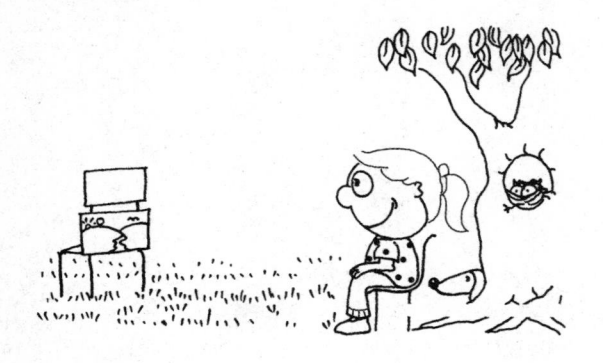

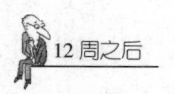

　　闭上眼睛,想像白色。给自己讲一个白色的故事,然后睁开眼睛,再次扫描眼前的一切。任何白色的东西——不管多大多小,多远多近,包括围绕视力表字母的白色光芒——将向你的感觉告诉自己。这种自然视觉的方法将带领你成功地通过视力表,进入视觉的美丽境地。只要你喜欢,这种境地会持续很久。

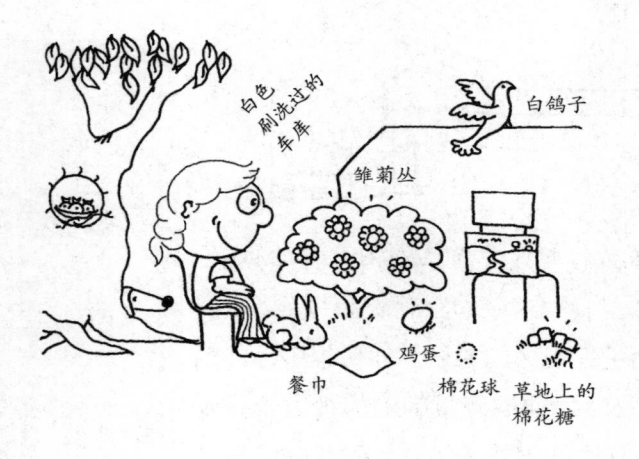

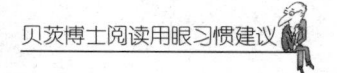

附录一：贝茨博士阅读用眼习惯建议

苦恼的阅读者

　　大多数人在 4 岁到 8 岁之间学习阅读。有些人却在 6 岁或 7 岁的时候就表现出渴望安静地坐定，让左脑集中，使其满足学习解释语言符号的要求。有些人却不会那么早渴望学习语言。

　　教育学博士保罗·丹尼森，针对传统的教育程序指出，"美国人似乎有着这样的永恒的信念，就是用物质和软件来解决文化和教养问题。纳税人的钱被用于阅读系统的创新、机器和计算机技术，与此同时忽视了人类身体本身这部机器，在这部机器里，这些功能都是存在的。美国的教育者试图改变孩子，使其适应物质，而不是更多地了解人们怎样能够学得更好和更成功"。

　　上述所言，我们也可以把它运用到其他国家。我们之中的一些人，他们有明亮的眼睛，上学第一天就一切顺利，会遇到一些也许仍然没有解决的情感问题，在其中我们丢弃了那些天真而无法实现的渴望。现在，当我在视力工作坊和课堂要求成人站起来，并且高声朗读

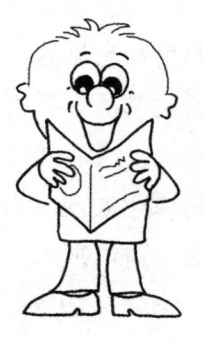

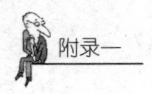

时，童年时在学校的一些经历碎片会不由自主地浮现出来，正在阅读的纸张会突然变得模糊。每一个人都会突然回到梳羊角小辫和穿毛袜子的童年的心酸、羞辱和被老师同学嘲笑的经历中去。

我有一个 37 岁高度近视眼的学生，非常让人喜欢，这个学生低声告诉我说："我的父母其实一直认为我智力迟钝，一直到我 12 岁。随后我学习弹钢琴，有生以来我第一次为自己感到高兴。在此之后，我教会了自己读书。"一位 56 岁的女士精神饱满，二十年来一直管理着一家私立学校，她说："我家里的所有人都很早就开始阅读，除了我以外。没有人注意到每天晚上上床前，我的大姐姐都在为我念书。我从来没有想过，我也应该学习阅读。所以，当我进入学校后，由于不会阅读，我成了家里的耻辱。"

我们帮助人们来抚平这些旧伤疤，我们通过用手托住前额的方式，让他们对自己说，"我是个出色的阅读者"，"我是个了不起的、快乐的、优秀的阅读者"，以及"我热爱阅读，我热爱大声为自己和朋友朗读"。之后做几分钟前面提到的交叉爬行运动。

态度和表现的改变是惊人的，而且对每个人来说都是显而易见的。那些戴各种阅读眼镜的成年人在不戴眼镜的情况下看得更清楚了，而且在大声朗读时感到非常愉快。通常，他们长久被抑制的快乐在阅读、戏剧和分享想像中表现出来。他们的眼睛和头脑被点亮了，纸张也就变得清晰了。

阅读是一项潜在的伟大工作。它能够带领我们进入一个学习的领域,给我们一个自我表述的场所,使得我们在学校和工作中能够有出色的行动。为此,我们加入"强烈的白光"——一种阅读的形式,这种形式会和视觉生理学相结合,从而使你在阅读印刷文字时摆脱眼镜。

老年现象,我们需要这个吗

常常有这样的讯息反映:"现在 45 岁了? 嗯……? 眼睛看的距离变短了? 哈,哈,以前我们看得很清楚。是让你拥有一副漂亮的阅读眼镜的时候了。"这是自然老化过程的一部分。眼睛随着年龄的老化而变得僵硬,唯一的补救方法是戴眼镜。大多数人屈从于眼镜。有很多人固执地挡开眼镜,最终由于斜视而形成了皱纹密布的前额,为阅读做出了不必要的牺牲。这种情况不包括练习自然视力的学生和那些不相信年龄老化的人。诚然,随着我们年龄不断增长,身体会有一些变化。很多人通过锻炼和调节饮食来保持身体的灵活性。你总是可以有选择的:或者走下坡路,让肌肉软弱无力,成为更愿意久坐不起的人;或者在你变老时可以变得更好。你甚至可以变得更活跃,更渴望学习,更聪慧,充满自尊。你可以变得更加富有表现力,利用你的经验,使你和生活的关系变得更加健康。

强烈
的白光

如同你可以让你的身体远离拐杖一样,你也可以让你的眼睛远离阅读眼镜(老花镜)。在保持或恢复你的阅读视力时,考虑的要素有:

1. 晶状体的持续灵活性:晶状体与你的大脑协调合

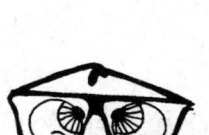

从阅读眼镜
中解脱出来

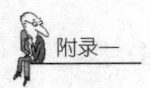

作而改变其形状,你的大脑在创造清晰的远距离和清晰的近距离视力。当你的注意力靠近时,晶状体的弯曲度变得陡峭。当你的注意力离远时,弯曲度变得扁平。请一定考虑到这样的事实:你的晶状体从来不会在一个地方停留。健康的情况是,晶状体会继续跳动和上下摆动。晶状体是通过连接它的睫毛肌肉来运动的,睫毛肌肉是被视丘下部和大脑的情感中心所支配的。

2. 阅读眼镜的用途:阅读眼镜(放大的镜片)可以预防睫毛肌肉和晶状体进行弯曲和放松工作,改变晶状体的曲率。阅读眼镜使得印刷的字体变大,为改变晶状体曲率的需要事先做好准备。当你的眼睛在镜片后面时,你就不再使用你的适应新环境的技能了。这就是为什么接纳老花镜是一个陷阱。一旦你开始用它了,肌肉和晶状体就都变得越来越迟缓,越来越少地为你工作。因此,在你下一次去拜访你的眼科医生时,你就会要求更深度数的眼镜。甚至那些一生都在欣赏自己好视力的人,在使用了一段时间的放大眼镜后,都会失去原来的好视力。

在秘鲁平原的想像

保持和恢复晶状体和适应性调节肌肉的灵活性存在于你自身的能力之中。它可通过远近的摆动和长号游戏来完成。

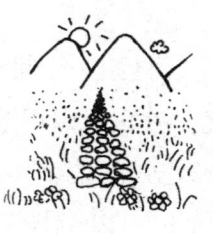

在前面我们向你介绍了远近摆动的一些好处，我们把它用在了驾驶上，用在了观看范围的灵活性上。现在你可以利用远近摆动的形式来设定你的音调和伸缩你的适应性调节的技能。坐在椅子上，闭上你的眼睛，同时想像：

你正在秘鲁山峦之中的一个绿色山坡旁休息。当你呼吸进高山空气，那水晶般纯净的空气时，你身边的草地开满了黄色的野花。用你的画笔划过草地，感觉那些闪光的花朵挠你痒痒的效果。一片一片的绿草刺激你的大脑，你的眼睛被释放了，开始了摆动。感觉你双肩上太阳的温暖。想像你眼前的高地向远方延伸而去。在这些高地上，有古老的而巨大的由风雨侵蚀而形成的石头。用你的鼻子来勾勒这些巨石的边缘。大地是平坦的，给你一种有趣的感觉，用你的画笔来描画它。这些巨大的石头被堆积在一起，没有石灰将它们相连。你追踪着低矮的墙和路面。在远处，穿越平原，横躺着山峦。描画紫色的山峦顶峰。将这广阔的距离呼吸进你的大脑。在你的正前方，平原在延伸，你看到一排平整的石头被太阳照亮。这些石头组成了一条线，向远距离延伸。用你的鼻子追踪向外远去的石头。当你的鼻子达到了最远点，按逆时针画个圈。现在从你的肺里呼出所有的气体，深呼吸，让你的鼻子和注意力回到石头路面上，直到你的下颚贴近你的胸口。用你的鼻子在你腹部的中间画一个圈。再次吐气和深吸气。与上一个动作一样，让注意力移到远距离外。缓慢而彻底地移动。你可以想像远距离，也可以想像近距离。渐渐对这种远近的运动习惯了，并加以欣赏和运用，你的眼睛就会轻松快乐了。

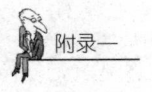

长号游戏

　　自制一个带手柄的卡片。把整个卡片涂成一种颜色。你也可以用纸卡来做。如果卡片是深色，比如黑色和蓝色，那么卡片的底色就和你要贴上的鲜艳色彩的形象产生鲜明的对比。

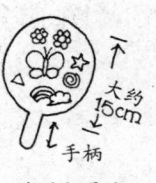

卡片轻柔地
拍打你的桌子

　　用纸张、有颜色的圆圈和有颜色的不干胶贴来装饰你的卡片，卡片可放在口袋或钱包里随身携带。你可以做几个不同的尺寸，我们可以随时进行这个长号游戏。

　　用左手遮住左眼。用右手抓住卡片，从近到远，从里到外，从鼻子的距离到手臂的距离，不停地移动。开始时，缓慢移动，然后加快速度（它会增强你的二头肌和三头肌，也会锻炼你的睫毛肌肉）。低低的嗡嗡声和无意义的高喊都没有问题，但是声音的节奏要和你的进出远近动作相和谐。这样做两到三分钟，将卡片从你鼻子处向正前方移动，或者稍稍向里移动。如果你的一只或两只眼睛处于迷失状态，那么请你查看前面恍惚的眼睛一节中的长号。

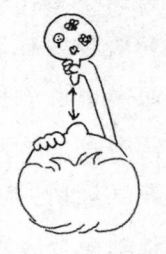

伸展手臂，做推
远拉近的运动

　　用右手遮住右眼，为左眼推出和拉近卡片。

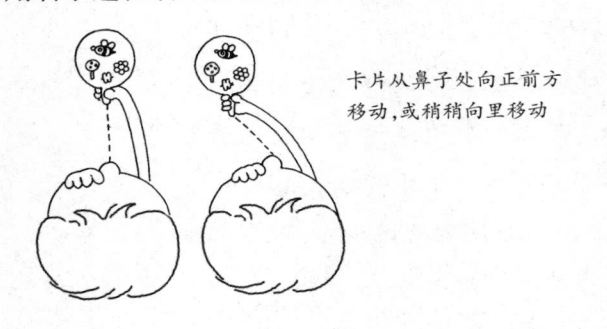

卡片从鼻子处向正前方
移动，或稍稍向里移动

长号游戏时间很短,但是应该经常做。这对任何阅读冒险都是一种很好的热身。在你阅读晨报和晚上进行消遣阅读之前,做几秒钟长号运动。在练习后面"将白色光芒带入阅读"之前,用长号运动来调整适应性调节能力,将会给你带来全新的阅读体验。

长号不只是为有阅读眼镜的人和"老花眼"的人准备的。长号游戏也适用于近视眼、远视眼和散光的人群。对近视眼来说,长号游戏使视网膜神经得到运动,从而唤醒视觉脑细胞,活跃视觉系统。对远视眼和散光来说,长号游戏也同样重要,因为它舒缓你对看近距离的反应。

在白色想像中放松阅读

白色的纸实际上将所有射到它上面的光反射到你的眼睛里,同时黑色墨水几乎吸收所有的光。由于我们的视觉系统是通过接受光线来活动的,我们看见和感觉到黑色印刷物的形状是因为感觉到围绕在字母周围的白色空间。

阅读是一种状态,我们不得不修正陈旧的假设。在学校里,我们被告之"看字母"和"看这个字"。当我们希望恢复或放松我们的阅读视力时,我们放弃了辨别黑色的努力,开始强烈地与周围的白色相连结。

同样的原理在远距离的视力表上得到了真实的体现。挣扎着努力去看看不到的黑色字母,其结果是产生了更多的紧张和模糊。

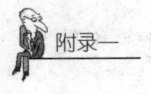

自己找一张白纸,上面没有任何东西。将白纸拿在你正前方的一个合适的位置(大约在 18 厘米到 44 厘米的距离之间)。注意一下纸片的质量和白色的纯度。

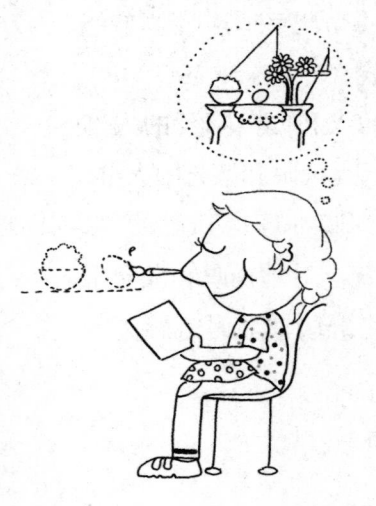

现在闭上眼睛,放松。用你的鼻子画笔,给你自己画一个白色的鸡蛋。在晨光的沐浴下,这枚鸡蛋放在有花边的白色餐桌布上,餐桌布刚刚浆洗过。白色餐桌布铺在刷着白漆的圆形餐桌上。阳光同时照耀在一个奶白色花瓶上,花瓶里装满了白色雏菊。想像你伸出你的手指,触摸到一朵正在怒放的雏菊的花瓣。一只白色的汤碗盛满了新下的白雪。然后你轻轻拍打闪耀着光芒的白色鸡蛋,抚摩了一会儿质地良好的花边,摩擦桌子上的光芒,品尝清凉洁净的白雪。白色在你的头脑和想像之中。当你尽情享受这种白色时,把你的眼睛睁开,将你手中的白纸重新拿回到以前在你正前方的位置,再一次注视它。

它是不是比以前更白了?这来自于你对白色的感觉的增加,而白色感觉的增加来源于你对白色的想像。这

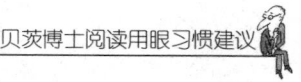

将允许你：放松你的视力，与白色形成一种强烈的连结，为轻松阅读增加飞快扫视运动。

将白色光芒带入阅读

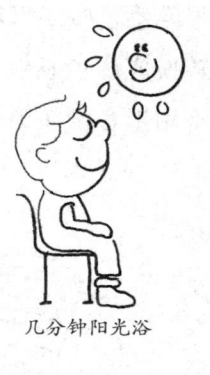

几分钟阳光浴

现在是将白色光芒带入阅读程序的时候了。找一些易于阅读而且令你愉快的阅读材料。做几分钟沐浴阳光的活动，再做一下用手掌遮住眼睛的运动和拉长号练习。如果你的卡片不在身边，你随时可以用你的手掌代替。坐在一个舒适的位置阅读，光线来自你的后方或侧面（如果你用右手，那么光线应该来自左侧，如果你是用左手，光线应该来自你的右侧），或者直接来自上方。最理想的室内光线应该至少是 100 瓦，直接照到你阅读的纸张上。你也可以坐在充满阳光的户外。如果你仍然对直接接触阳光过敏，那么可以坐在阴影里。

用手掌遮住眼睛

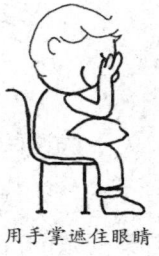

长号运动

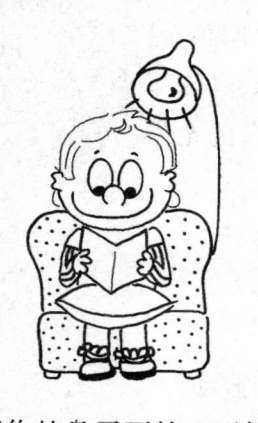

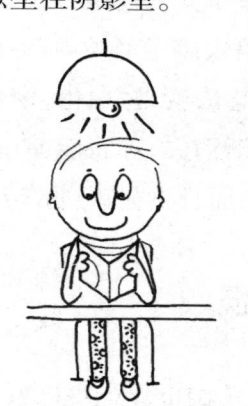

用你的鼻子画笔，开始在你阅读的书的第一行上，从左到右大笔地涂上白色，轻松地眨眼。在涂刷白色时，想像白颜色是鲜活的，而且就在你的脑后部。你的大脑

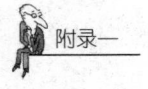

很熟悉这些字母和字符的形状。光芒从围绕字母的圆圈转换成白色条纹，变成你沿着印刷线涂刷颜色的条纹。不用担心刷在黑色字母上，他们会自动重新显现的。

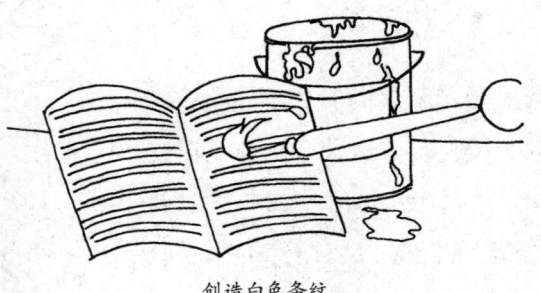

创造白色条纹

关于快速阅读的问题会经常被提出来。快速阅读的类型（不包括默读）和本书中提到的视力改善游戏是最为谐调一致的。默读的意思是你默默地描述你读到的每一个字，这被认为是减缓了阅读的速度。谈论某个事情比看某个事情要花更长的时间。白色条纹能够帮助控制默读的习惯，因为口头语言大脑已经被内部有节奏的想法所占据，这种有节奏的想法就是"白色，白色，白色"。过一会儿，这种想法会渐渐消失，你将能够用白色光芒条纹来阅读很长一段时间，而且不会感到疲劳。

正确的阅读姿势和习惯

为了保持视觉能量最大限度在你身体里的流动，并且保持你两侧的大脑开启运转，保证你身体的通道畅通就成了最基本的条件。坐着阅读比躺着阅读更可取。躺着阅读会使脖子抽筋，从而阻止能量流过脊椎骨通向视觉中枢。如果你喜欢在床上阅读，那么用垫子垫在背后，使自己形成一个坐姿。在腿上放一个枕头，这样可以抬高书的位置，你的眼睛就可以很容易地看见而不会让你的脖子过度疲劳。这样，你可以保持脖子和头部的自由活动，可以用你的白色画笔来涂刷。

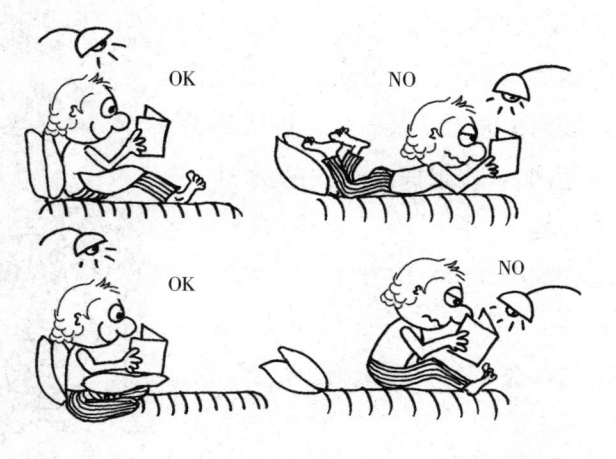

阅读时在腿上放一个垫子或枕头，可以防止手臂的疲劳，防止因头部固定在一个位置上而产生的僵硬和双腿交叉所产生的酸疼，所有这些不适都会使你的部分大脑停止活动。另一个保持垂直阅读姿势的原因是，如果你躺在床上，尤其是侧躺着阅读，你会不由自主地挡住一只眼睛或头部倾斜，这种阅读习惯通常会使两只眼睛产生不平衡，垂直姿势将使你避免上述情况。

用手掌遮住眼睛的休息对学习和清晰阅读有帮助。如果你是在做阅读学习，在每一章的后面休息一下，用10分钟的时间来做手掌遮住眼睛的游戏，想像并和你从这一章中学来的内容玩游戏。当阅读的口头能量转换成想像力后，你已经推进了你的记忆力。询问你自己，"在我刚刚学过的这一章(或一页)中,主题思想是什么?"然后告诉你自己,"我将把这一主题思想形象化。"在当今世界很流行的记忆课程全部是以想像技能为基础的。为了记住一些事实,你把它们转换为图像,越富有幽默感越好(好的幽默在你的记忆库中拥有"入口")。在你用手掌遮住眼睛时,描绘或勾勒视觉形象。

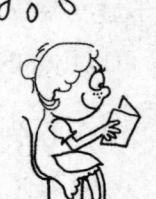
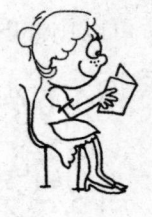

不管你旅行到什么地方,都带上白色光芒。把它带到电话簿上,带到餐馆,带到视频显示装置上。如果你的阅读资料的背景不是白色,那么就想像这种颜色。

愿光芒永远和你在一起。

愿光芒和你一起远行。

愿光芒温暖你的心。

愿白色的光芒永远照耀你。

另加:让光芒发生。

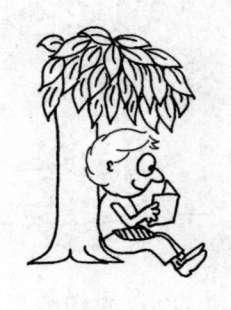

手掌运动

如果你希望在阅读卡上增加你与白色空间的联系,为了能够轻松阅读,用手掌遮住眼睛,并想像如下的一个白色故事:

很久以前,有一只白色的小老鼠,名字叫小雪。打哈欠。小雪有一个长长的白尾巴和茸茸的白毛。打哈欠。小小圆圆的白耳朵,白色的小鼻子,小雪喜欢打哈欠。小雪每次打哈欠,白色的东西就会从天而降。只是白色的东西不是雪花,而是棉花,因为小雪生活在一片棉花地里。打哈欠。每一个复活节,小雪都举行一个聚会。打哈欠。

在聚会的时候,它会邀请每一个白色的动物来到棉花盛开的棉花地。大大的棉花桃在阳光下闪烁。打哈欠。小雪拥有4000英亩棉花地。它从事农业工作。它总是把它的卡车和采棉花的机器涂刷成白色。但是在它的机器搬到棉花地之前,它举行了一个大型白色聚会。打哈欠。它邀请了白色来亨鸡。还有它的私人朋友,大约有50名。它们来了。50只鸡。打哈欠。50只白色的鸡。它们总是为小雪在棉花地里的聚会穿戴整齐。每一只鸡都穿着带有白色花边的礼服,戴着小白帽子,系着新做的透明硬纱的小围裙,围裙用网眼的花边装饰。全部是白色。如果它们弄脏了衣服,它们就要回家去洗掉。去污、浆洗、绞干、熨烫,再穿上,再回到聚会上来。打哈欠。来亨鸡到来之后,它们马上开始拿出聚会礼物。每一只鸡拿出一个美丽洁白的鸡蛋。50只鸡蛋在阳光下闪烁。来亨鸡们在微笑。小雪很幸福,它打哈欠,打哈欠。棉花开始绽放,棉桃开始飘落在所有昏昏欲睡的白色聚会参与者的身上。

小雪邀请的下一个动物是巨大的白色鳄鱼。你见过白化变种的鳄鱼吗?这种鳄鱼在全世界只有一条,它生活在澳大利亚。它得在水底穿过太平洋,游过南美洲(当地人以为它是一艘帆船)的阿根廷和巴西海岸。打哈欠。穿过加勒比的绿色湖,它到达密西西比三角洲。现在它缓缓地穿过棉花地来到小雪的聚会。一只你从没见过的最白的鳄鱼。它在50只来亨鸡中爬行,微笑。那里还有一只白天鹅,白天鹅带着BB机,它总是来参加小雪的聚会。它来自北方白雪皑皑的加拿大。看着白色的天鹅在白雪中起飞。你可曾见过如此的美景?一只白色的天鹅

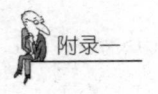

在白雪中起飞。打哈欠。当你的呼吸改变时，你就会知道了。它在阳光中闪光，当它飞跃明尼苏达或田纳西时，一直向南，降落在4000英亩的棉花地里。它缓缓地降落，在一个小雪提供的水塘边落定，水塘灌满了白色的牛奶。跳进水塘。白色鳄鱼开始在白色的液体中按逆时针方向游动。打哈欠，打哈欠……

随着感觉和白色影像仍然在你的脑后部停留，你将手慢慢地移开，缓缓地眨眼。在你的书上涂刷白色，与此同时白色盘旋在你的脑后部。

随着白色在你的大脑中很好地存在，它将会清洁你的物质环境。你会注意到黑色的字母自动地从白色中跃然而出。它们为能够和令人惊讶的白色共存感到骄傲。

附录二：贝茨博士儿童视力保护建议

睁开喜悦而年轻的眼睛是件多么令人愉快和富有灵性的事啊。孩子们的眼睛是一面镜子，映射着世界的美丽和奇迹。如何保护儿童无瑕的眼睛，使它清晰明亮，是我们这章中要探讨的主题。

婴儿离开母体的第一年是个生长和发育的爆发期。他们从依赖、无语言和被精心养育的状态，转换到移动、交谈和小小先驱者的状态。他们的眼睛自由地感知这个世界。随后，当他们的大脑为两眼视力布置好交叉协调路径的时候，眼睛就会将看到的世界组合在一起。他们已经从我们背上咕咕鸣叫的甲壳虫变成了四处巡行歌唱的人。现在他们的眼睛开始关注街道上的小狗和袖子上的一块软麻布。

给孩子
一个胡萝卜

即使是在婴儿的成长快得令人惊讶的一年后，儿童的视力发育也并不是完善的。他们的身体、精神和情感模式的发展将持续若干年，在这若干年里，视觉系统也在渐渐地发育成熟，成为一个稳定的、灵活的和渴望感知和表达的器官。

过早地让孩子行走、用餐具进餐(一个坚实的优秀意

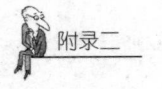
义的信号通常在 3 岁以后出现）和其他超前的行为,会产生与父母愿望相反的效果。当孩子长大时,这些会造成孩子在学校里缺少精神集中和其他应有的表现。从 6 周到 6 个月,婴孩自然地表现出身体、眼睛和耳朵的活动都是一侧大脑的运动。从 6 个月到 1 岁,是中脑的活动,被称之为通过蔓延而进入的游戏。学步车、婴孩用的围栏、紧身衣服,甚至鞋子以及较早哄孩子走路,都对进入这一重要的交叉模式阶段形成潜在的障碍。从 3 岁到 5 岁,由于身体、大脑和眼睛的继续组合和文化适应的持续快速形成,右手或左手的优势就开始显露出来。

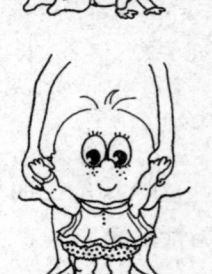

爬行者
出现在
6 个月到 1 岁

让他们自己做

自然的同侧婴儿

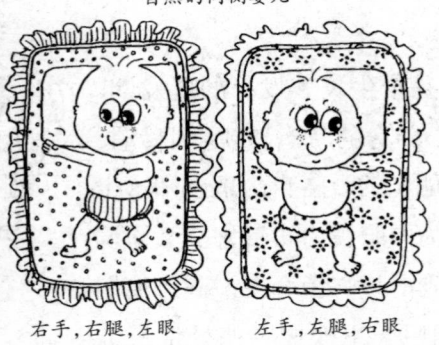

右手,右腿,左眼　　左手,左腿,右眼

如果你已经让孩子使用学步车,或拉着孩子在地板上学步,或者因为生病或受伤而延缓了孩子进入这些阶段的表现,不用惊慌失措。在任何时候,重新追踪和重新引入平衡活动都是可能的,这些平衡活动将有助于重新协调系统——比如通过交叉爬行和你对爱的坚定追求。

通过父母和老师给予的积极、合理的支持和爱的呵护,正在成熟的孩子们总是能够向健康和平衡的方向调整自己。在自然的视觉中枢中,我们已经发现,当父母调

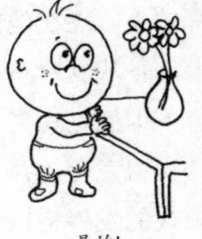

是的!
当孩子们
准备好了,
他们就会
在合适的时候
做了(比如行走)

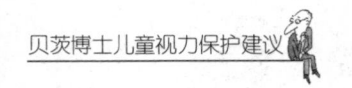

整了他们的恐惧心理,掌握和理解了影响孩子视觉表达的事实,并且学会了一些可以和孩子一起玩的有益的游戏时,他们能够对孩子的视力起到积极的帮助作用。

童年早期对孩子视力的影响

很明显,家庭和学校都十分缺乏关于孩子视力的知识。当一些事情变得歪曲时,家长就会完全地依赖专家的意见。家长应该从医生那里要求得到有关这方面的尽可能最多的知识。有很多新的和旧的关于视力方面的研究可以查询,但是大多数研究成果只有专业人士才能够看到。事实上,早期对孩子视力和知觉发展进行的一些研究仍然极有价值。

在很长一段时间内,有一种观点认为,新生儿几乎没有视力。因此,早期的视觉经历被认为是不合逻辑并对视力的发展没有影响。因此很多人认为,产房里明亮和刺眼的光线在任何情况下都对婴儿没有影响,白色的刻板的托儿所被认为是对婴孩卫生最理想的地方,反正婴孩们在那里的大多数时间是用来睡觉的,有腐蚀性的银色硝酸盐眼药水被例行公事地擦过婴孩的眼睛,而并不被认为是有害的。

所幸的是,温柔舒缓的分娩方式的增多和对父母产前教育的增多,在一定程度上减少了由于粗暴分娩和对新生儿知觉能力的无情对待而造成的视力失衡的情况。整骨疗法专家和脊椎指压治疗专家对改善由于用产钳或早期事故而产生的疾病都有治疗办法。调整颈椎骨和

脑骨能对儿童散光和视力不协调产生极大的作用。

现在我们知道，婴孩远比我们想像的和以前怀疑的更具有视觉敏感度和知觉性，并在出生前就存在。在1982年纽约的一个研讨会上，科学家们聚集一堂，他们研究的领域包括认知心理学、大脑的发展、视觉、听觉、人类学和儿科学，讨论的课题就是世界上的婴儿看到的是什么。有些心理学家发明了一种方法，就是去询问孩子们。他们发现，孩子们能够描述他们出生那天的几何图形。在出生一个小时后，一些新生儿就开始模仿看见的面部活动，如吐舌头这样复杂的活动。这些神奇的婴孩可以在出生三个月后分辨不同的颜色。

弱视问题

弱视意味着，在没有引人注意的动机时视力降低（比如折射错误）。据加利福尼亚验光师协会推出的一本小册子所说，弱视是"很普遍的"。有时弱视是尾随斜视在一起的。一个主要的理论是，如果斜视形成（斜眼），婴儿或孩子就会看见重影。为了克服重影，机体就会通过大脑从心理上"压抑"偏离眼睛的视力，弱视就产生了。这一条件的产生对医生来说是个谜。他们推测问题出在视觉神经或脑中枢发育不完善上。发展的验光师建议到视力心理学家（或他们自己）那里进行及早的咨询，就可以尽早地采取海盗眼罩等一类的视力练习活动，或者戴眼镜。

如果你的孩子有一只眼睛很迷茫，你去看眼科专

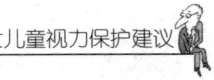

家,他也许说:"我们必须马上手术,否则偏斜的眼睛就会变成弱视。"对于这种手术,目前还不保证通过它能够使眼睛完全恢复正常功能,尽管有时在视力心理学家的帮助下功能是恢复了。但是,视力心理学家的设备和方法局限于机械设备、眼罩、眼镜和练习,而练习是要求有比较成熟的头脑的,对 1 岁以下孩子的父母来说,并没有提供太多的帮助。有些时候,孩子接受手术,他们正在发育的身体被多次麻醉和实施外科手术,伤疤组织在眼睛肌肉上形成了,通常来说,孩子还是逃脱不了戴眼镜的下场。

孩子视力变差也可能是另外一些原因造成的。分娩时的扭曲或事故造成的骨头压力,可以影响神经或活动眼球的肌肉。一些整骨疗法专家和脊椎指压治疗专家经过训练,能够重新排列头骨,从而释放压力。在传统社会,母亲从孩子出生就开始按摩婴孩的头部和身体,帮助康复任何生产时的外伤,培育孩子平衡的成长。这样的自然治疗没有被接受。我们发掘了它,把它当做一种可选择的方法,并且在本章中特别为儿童设计了视力游戏。本书中的这些练习对手术后的孩子是非常安全的。它们为孩子们提供了控制他们自身视力练习的方法。

一位眼科专家给了一位母亲一顿严厉的斥责:"别再胡言乱语了。要么现在手术,要么你就对孩子可能变瞎负责任。"而母亲带着 3 个月大的婴儿去看另外一位眼科专家时,专家却说:"孩子不用实施手术,迷离或恍惚的眼神在这种年龄的婴孩身上是正常的。"

我对在这一领域寻求指点的回答是,建议你为自己作出判断,这一判断基于你的知识、你的动机,你在家里

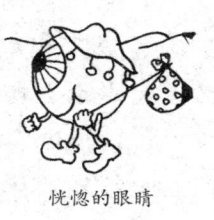

恍惚的眼睛

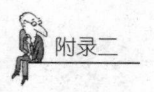

能够做什么,以及听取了至少两个不同医生很有分量的观点。至关重要的是立即释放精神和情感上的压力,只有这样,你才能够作出一个清楚的决定。如果孩子有严重模糊的视力,只有眼镜才能够使他(她)马上减轻痛苦,那么就使用眼镜,同时开始结合自然视力改善和恢复的各种活动,并且让眼科医生定期测试孩子的进步程度。恐惧是紧张的父母强迫孩子戴眼镜的主要动机。

对婴孩自然视力的保护

到我这里来见我,询问他们在家里能够为孩子的视力做些什么的父母,90%的时间处于绝对"关闭"的紧张之中。尤其是母亲们,觉得很不自然和不自信。他们在医生的办公室里遭到胁迫,并为孩子生来不正常而感到内疚。理清这些情感对家庭环境非常重要,对改变视力和保持正常视力也非常重要。在头脑中和心里记住以下的观念:

1. 孩子会对爱做出回应。(父母也是同样!!!)
2. 爱是最好的灵丹妙药,是最有效的舒缓药。
3. 当你的头脑放松时,你就能够找到你正需要的关于你孩子视力的信息。
4. 任何一个在你自身或孩子身上引发的挑战都是你和孩子受益的机会,尽管有时并不是马上受益。
5. 视觉系统一旦被给予一个自然和支持的环境,将趋向自我纠正。
6. 视力是一个先天的功能,它可以随着身体自身的变化和外界环境的变化而成长、发展和改变。

7. 用你教他(她)说话的方式来教孩子看。最好的鼓励是通过游戏。这里一点,那里一点,集中到有节奏的练习和爱的相互作用中。

8. 视力习惯的模仿和走路与说话的方式一样。如果你为人父母,改进你自己的视力习惯,你的孩子也会随着改变,不用你说一句话。有时,母亲戴着一副厚厚的眼镜、嘴角下撇、肩膀紧张,带着孩子到我们这里来说:"噢,不,我不想参加课程班。对我来说已经太晚了。我只是不想让我儿子(或女儿)也戴眼镜。"妈妈将是一个非参与者,她反而变成了训练者的角色。"你做了你的视力练习了吗?"整个房间都有她的回声。所有的乐趣、分享和交流都没有了。如果妈妈、爸爸、祖父母或朋友玩游戏,孩子一定会参与进来,就像他们学习说话、学习穿衣、学习用锤子和锯子建房子一样。

9. 在儿童的世界与他们接触。这是一个挑战,但是绝对可行,只要你把自己简单地想像成一个孩子。让我们趴在地上和孩子一起玩视力游戏。你也会变得放松和充满能量,变得年轻。

10. 自由地采用一些想法和活动。当你扩展和传递时,主题的多样性就会从你和孩子分享的快乐中产生。

出生 1 个月婴儿的运动

把他抱出婴儿箱,让他贴近你的心跳。在你休息的时候,把他放在你的腹部。现在重要的事情是温暖、满意和明亮。给予他有节奏的声音,如同他在母亲腹中经历的一样,比如低声哼哼唧唧地讲话,缓缓地摇动。用微笑、友好的脸靠近他,用鼻子轻抚他,以刺激视力,同时给予爱和温暖。把大大的、有着明亮颜色的物体靠近他,以满足他的视觉兴趣。在抱他或给他哺乳时,他会自动地从一边换到另一边。如果用奶瓶喂奶,请确认也要做到以上的效果。稍后,一只眼睛会成为占优势的眼睛,另一只眼睛会在 2 个月或 4 个月后和占"领导权"的眼睛一起开始融合。

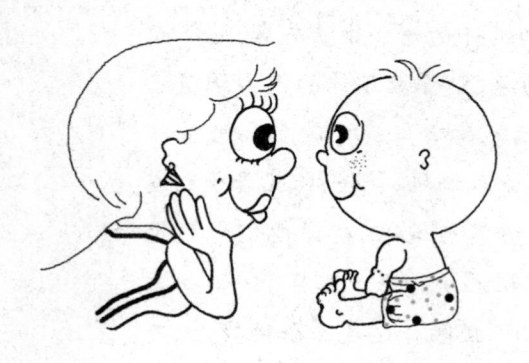

1 个月到 4 个月婴儿的运动

为鼓励飞快扫视运动和追随的能力以及用手活动的能力,比如咬手指,用手做各种形状或做蛋糕。在玩做蛋糕游戏时要唱歌:

做蛋糕,做蛋糕,面包师的桌子,

以你最快速度给我做个蛋糕,

和面揉面,把它捏成 B 的形状,

为我和孩子,把它放在烤炉里。

拿上鲜亮色彩的沙线球,旋转它们。把一个警察形象放在孩子的面前。做小鸟跳舞状。

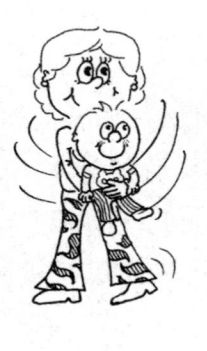

用手臂抱住婴儿,让孩子面朝外。从左向右地慢慢摇动婴儿,或者以你的脚趾为轴心转动,世界从而缓缓地在你们两人的身边滑过。如果你戴着眼镜,拿下来,你和孩子就在同一种状态中了。摇摆可以伴随着音乐进行,可以在镜子前面进行,也可以在户外宜人的环境中进行(不要在太嘈杂的环境中)。哼哼、唱歌、低吟、耳语、打哈欠,和孩子一起发出傻傻的声音。这个活动可以一直进行下去,直到孩子变得太重,无法长时间抱在怀里。有时,婴儿会在缓慢而平稳的摇动中睡去。这可以变成你和孩子每天最喜欢的活动。如果孩子长大,变得手脚摆动不停,把他(她)放下来。视力练习从来不意味着限制和不愉快。

4 个月到 8 个月婴儿的运动

继续提供视觉上有诱惑力的物体,可以随着距离感觉的扩展,通过地面滑送给孩子一个东西。手指和脚趾的游戏是绝妙的,同时唱着这首老歌:

这只小猪来到市场,这只小猪呆在家里,

这只小猪吃了香香的烤牛,这只小猪一无所有。

但是这只小猪哭了,"嗯,嗯,嗯,嗯"一路走回家。

将你的手指,从脚趾移动到下巴,嘴里唱:

小阿拉贝拉·米拉发现了一个毛茸茸的小毛虫,

它先爬向她妈妈,然后又爬向她的小弟弟,

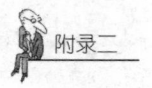

所有人都说，"阿拉贝拉·米拉，拿走那条小毛虫。"

如果眼睛向内或向外，向上或向下斜视，在你唱歌时，用手遮住另一只眼睛。你的手指轻轻触动皮肤，可以哄着眼睛转向你希望他看的方向。展示一个美味的物体，你的身体、眼睛和凝视会给你一个完全的注意力的中心。这是眼睛、手和嘴的协奏曲。有时，在此中间，物体会被抓走，直接送到嘴里。戈塞尔认为嘴是感知空间的一种方式。如果孩子的注意力突然消失了，没有关系，这是正常的。

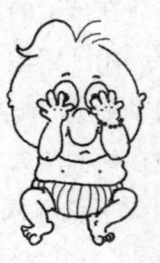

遮住眼睛游戏

对任何一个人来说，用手掌遮住眼睛的练习都可以成为一生的习惯，包括你的婴孩在内。如果你在婴孩成长的早期，就开始用手轻轻地、短时间地遮住婴孩的眼睛，孩子会把用手掌遮住眼睛作为很自然的一种活动来接受。稍后，它会带领孩子进入另一项游戏，孩子们自己会用手遮住眼睛来进行游戏。用小手指着小木偶（或者用小勺）来指示不同的方向，这种游戏被认为是鼓励孩子们眼睛向远向近移动的游戏。最终，孩子们每天晚上在床上听故事时，眼睛是闭着的，也可以说是在做手掌活动。视力刺激性的玩具可以包括：安全的可以咬的绒毛动物玩具，发出声响的玩具和婴儿体操床。晚上上床的时间是一个快乐的时光，可以暂时结束那无尽的各式各样的社会活动，比如观看、触摸、抓握、扭动和口咬等。

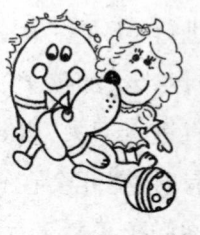

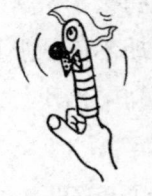

8 个月到 12 个月婴儿的运动

玩一些可以在空中高飞的游戏和物体，以鼓励上身和脖子的发育。鼓励孩子们在垫子和椅子的"隧道"中爬行和推进,这样可以帮助左右大脑的协调。当孩子们准备好时,就开始让他们行走吧。让孩子观看大一点的孩子追逐和玩球是一个很好的刺激方法。用重复的幼儿游戏来刺激视觉记忆力,比如"姐姐在哪里?爸爸在哪里?"小小的手指想要探险,厨房里有一个充满各式塑料"盒子"的小宝库。注意一下你的孩子在用小勺碰到罐子时或者连续敲打其他东西时,他(她)的眨眼动作是什么样的。让厨房的抽屉里充满"可开发的物体"。

让小小的手指在其他东西中发现想要的东西是令人着迷的,比如在杯子中发现瓶塞,在厨房的餐布下发现苹果。和孩子玩这样一个游戏:你指一个东西,孩子爬行着去触摸那个东西。藏在床上的毯子下面,轻轻用手指拨弄毯子,来玩"小黄鼠狼"的游戏,以此来促进笑声的流动。旋转着舞蹈。和孩子一起在镜子前面花上一些时间。做直接的旋转。哼唱关于眨眼的歌曲,在歌曲中用"眨眼"这个字来代替其他的字。当你唱"眨眼"时,每个人的眼睛都在眨动。

一起花时间
在镜子前面

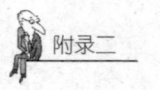

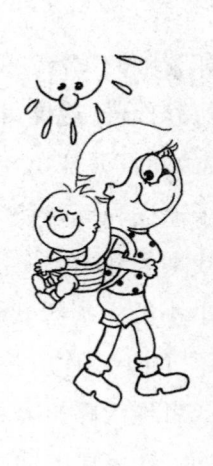

适度的亮度对婴孩的健康和视力的成长是很重要的。婴孩们的皮肤需要照射一些紫外线,以产生他们需要的维生素 D 和适当的垂体刺激。带孩子出去散步时,可以把他(她)背在背后,或放在手推车里,到有绿色草地的地方去猎取宝藏,那就是阳光和新鲜空气。你自己晒太阳,你的孩子就会追随你。最终,也许这个 1 岁的孩子会闭上眼睛,模仿你给太阳画一个圈圈。

1 岁到 4 岁孩子的运动

继续这种将心理学和生理学集于一体的爬行运动。这个横跨的运动可以通过在背后的胳肢和拥抱来完成。现在它转向舞蹈的形式,伴随着音乐出现了很多跳跃和快步动作。将"交叉爬行"和"跟随领袖"的游戏相结合。更复杂的玩具出现了,这些玩具可以被拖扯、推挡和爬上去。对 3 岁或 4 岁的孩子来说,应该给他们提供一个属于他们自己的大盒子,里面可以有各种尺寸的按钮,一些布条或布片、石头,一些色彩明亮的零碎东西,为的是让他们的手指可以接触和感觉到这些东西,眼睛同时也可以"接触"这些东西。

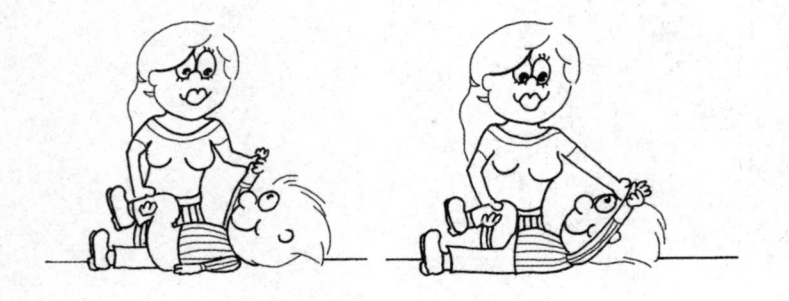

　　把简单的声音制造物,比如铜锣、三角铁、鼓、小手鼓和更多的能够发出声音的玩具隐藏在一个椅子后面,发出声响,用视觉显示出声音发出的地点。

　　表演和场地成了鼓励孩子们想像的一种令人激动的方法。扮演农夫和小猪,邮递员和孩子,树木和小鸟。在你用手掌遮住眼睛的时候,让你的孩子给你按摩或给你讲个故事。

　　玩接球的游戏。准备一些不同大小不同颜色的球,让你的孩子选一个球,与球交朋友,用力地嗅它,和它交谈。你也挑一个球,让你的鼻子和球接触,于是球的所到之处,你的鼻子也会跟随到那里。把球拿在你手中,用你的鼻子对球进行一个逆时针的绕圈。向你的小伙伴投球,同时嘴里呼气,并发出声音,嘿嘿。随后球就到了她的手中,她用她的鼻子绕球转一圈(把她的记号留在了球上),然后向你投回来。互换手中的球。如果你是和一个很小的小孩玩,你可以在地板上和小孩子一起滚球。如果你是和一个大一点的孩子玩,孩子可以站立和抓住

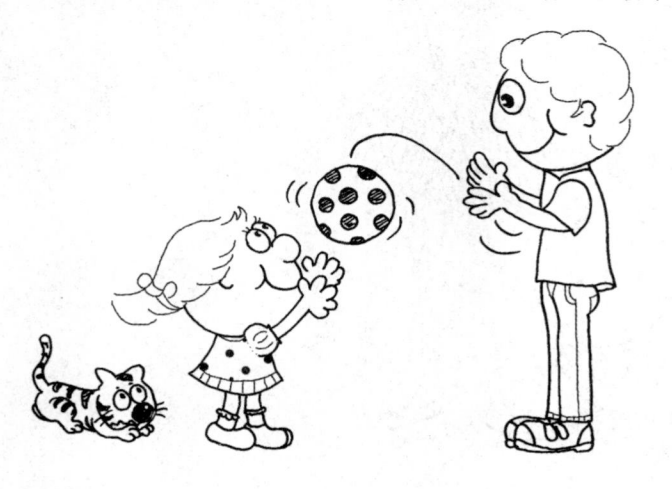

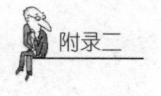

东西,那么应该在近距离开始投球游戏。随着孩子接球的成功,你可以渐渐地拉大距离。球消失在篮子里、椅子或者灌木丛后面,球重新出现。使用很多自然而然产生的幻想和奇想,呼吸、大笑和喧闹。

　　4 岁的孩子已经可以开始进入(右脑)世界的视力远足了。看天空、海洋,去公园和邻居家都是很好的。走出去探险,然后回来,用手掌遮住来回应你在远足时的问题,比如"海洋是什么样子,什么味道,摸上去什么感觉?"

5 岁到 7 岁孩子的运动

　　为 5 岁孩子左脑的渴望做一些对应游戏,比如将地上的一片树叶与树上的一片树叶相对应,或者手里拿着的一种颜色和用鼻子扫视远距离之后发现的颜色相对应。在戴海盗眼罩和不戴海盗眼罩的情况下玩对号码的游戏,因为大脑在进行挑选和分类工作,有助于注意力的流动。让孩子们观察大门的每一侧是如何出现和消失

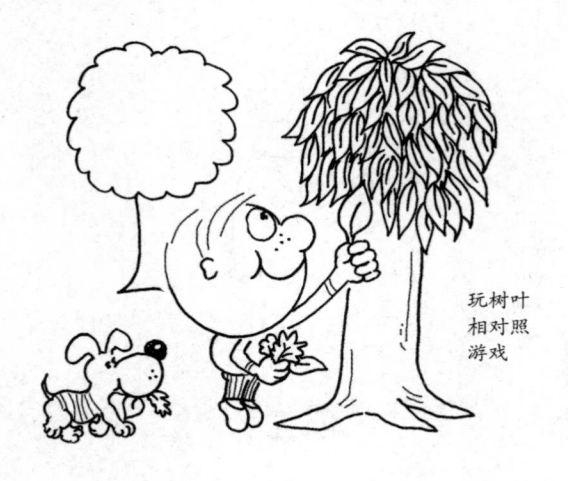

玩树叶
相对照
游戏

的，与此同时眼睛被轮流遮住。孩子可以和大门玩，就像长号一样，和它一起摇摆，注意到树木从旁边滑过。在做手掌遮住眼睛运动的时候，帮助孩子们想像去非洲或动物园，观察动物是怎么打哈欠的。一起去远海，戴着海盗眼罩去拜访一位海盗。

运动型的活动，比如像鸟儿一样起舞，整个身体的摇摆，对 5 岁的孩子都是有益处的。包括很多音乐运动：爵士乐、20 世纪 50 年代的摇滚乐等。在躺下的时候和在房间里行走时，做交叉爬行运动。组织爬行接力比赛，让他（她）选择变成一种用四肢爬行的动物，在房间里四处爬行。如果可能的话，找来一个小小的蹦床。孩子们可以玩勾勒轮廓的游戏和想像力的游戏，同时在小蹦床上体验失去重力的感觉。将古老的跳房子游戏改编成戴海盗眼罩的游戏。放松紧张的肩膀和脖颈肌肉，给孩子一次温柔的按摩。让孩子们在地板上滚、翻筋斗，像彼得·潘一样咯咯笑，以此来放松一直紧张的身体。

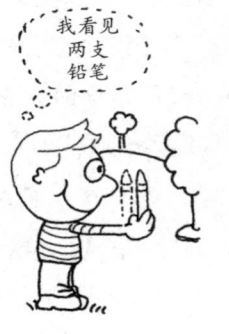

我看见两支铅笔

8 岁到 10 岁孩子的运动

可以讲很多笑话，用小木偶来表现（戴着眼罩），玩纸板游戏，用手掌遮住眼睛想像金钱、金币、投资。

在手掌遮住眼睛的圆圈中讲故事非常有趣。为了鼓励手掌遮住眼睛的圆圈，躺在鲜绿的草地上，或者躺在有甜甜香味的干草堆上。邀请一些其他的人，或者只有你自己，微微弯曲你的手掌，再把手掌放在眼睛上，由此光线被挡在了外面。对你的手说声谢谢，谢谢它们的温暖和能量，这些温暖和能量正在流入你的眼睛和大脑。某个人开始讲故事。故事不必有任何意义，最重要的是故事在人们的大脑中产生了想像，给予人物声音、味道、质地和一些视觉的惊奇。以下是两个9岁孩子的例子：

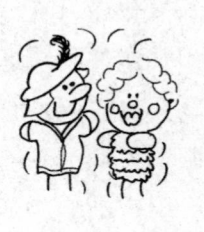

第一个人：砰，砰，砰，我听见有人在敲我的门。我打开门，猪小姐站在那里。她身着镶着祖母绿的晚礼服，一枚硕大的钻石戒指在她粉色的手指上闪光。在她的头上，是一顶红色的圆帽，一支大大的黄色羽毛插在帽子的顶端。她向我眨着那双可爱的蓝眼睛，抓住我的手，把我带进……

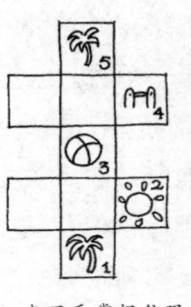

1. 我用手掌握住眼睛将开始游戏
2. 我们让眼睛沐浴阳光
3. 我们玩接玩游戏
4. 我们看见"大门"
5. 我们再次用手掌遮住眼睛来结束游戏

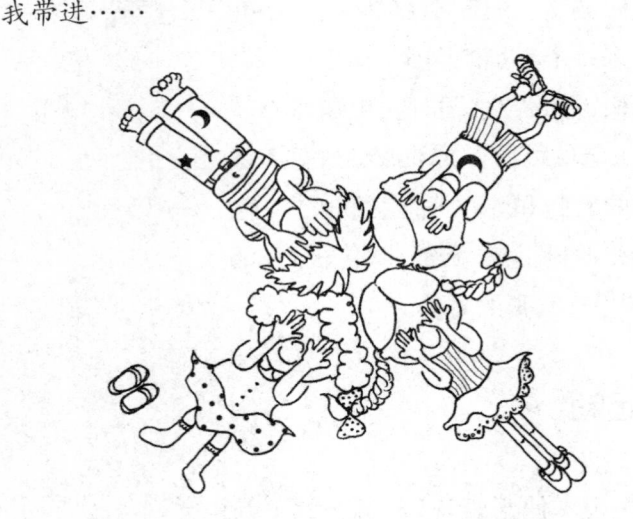

第二个人：一辆蓝色的婴儿推车。我们正被人从街上向树丛里扯。我们颠簸着，颠簸着，颠簸着，路过了一家麦当劳和两只高高的正向街上走的长颈鹿。现在我们进入了树丛的阴影，我们的蓝色婴儿车正好停在了一棵大橡树旁。树里面有紫色的台阶，闻上去像松节油的味道。我们开始爬台阶……

附表一：活动计划表

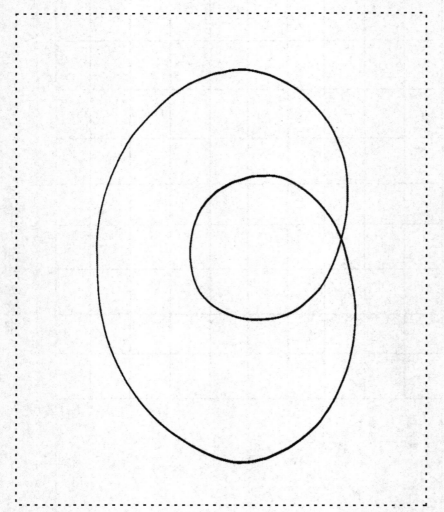

附表二：循环计划表